Erich Trüg
Marianne Kersten

Praxis der Kunsttherapie

Arbeitsmaterialien und Techniken

3., überarbeitete und erweiterte Auflage

Mit 6 vierfarbigen Abbildungen

Schattauer

Bibliografische Information der Deutschen Nationalbibliothek
Die Deutsche Nationalbibliothek verzeichnet diese Publikation in der Deutschen Nationalbibliografie; detaillierte bibliografische Daten sind im Internet über http://dnb.d-nb.de abrufbar.

Schattauer
www.schattauer.de

Printed in Germany
Satz: Fotosatz Buck, Zweikirchener Str. 7, 84036 Kumhausen/Hachelstuhl
Gedruckt und gebunden von Esser printSolutions, Bretten
ISBN 978-3-608-42924-4

2. Nachdruck, 2023

Lektorat: Dr. rer. nat. Christina Hardt

Auch als E-Book erhältlich

J. W. Goethe

„Durch die Farbe werden die in die Dunkelheit gefallenen Dinge wieder erlöst."

Otto Wolff

„Der Umgang mit Farben beim Malen wirkt heilend auf die grau gewordenen, versiegenden oder verzerrten Empfindungen zurück ..."

Vorwort zur dritten Auflage

Wie schon zur zweiten Auflage, haben wir auch diesmal das Buch durch Überarbeitungen und Ergänzungen erweitert.

Im Einführungsteil wurden insbesondere die durch Klaus Grawe zwischenzeitlich veröffentlichten neueren Forschungsbefunde zur Psychotherapieforschung und Wirksamkeit der Psychotherapie eingearbeitet. Unseres Erachtens ist es für das Fach der Kunsttherapie und der künstlerischen Therapieformen unerlässlich, die auf dem Gebiet der allgemeinen Psychotherapieforschung gewonnenen Erkenntnisse zu rezipieren. Es genügt jedenfalls u. E. nicht, sich lediglich auf künstlerische Aspekte zu beziehen.

Im Praxisteil haben wir neue Aufgabenstellungen aufgenommen und das Literaturverzeichnis erweitert.

Wir freuen uns über die weiterhin stetige Nachfrage zu diesem Buch und danken Frau Dr. Christina Hardt für das Lektorat zur dritten, erweiterten Auflage.

Hamburg, im Sommer 2012

Erich Trüg
Marianne Kersten

Vorwort zur ersten Auflage

Die kunsttherapeutische Wirklichkeit in Deutschland ist unter anderem davon geprägt, dass Kunsttherapeuten gegenüber den etablierten Therapieschulen psychoanalytischer und verhaltenstherapeutischer Richtung immer noch um die den jeweiligen kunsttherapeutischen Methoden zustehende Anerkennung kämpfen müssen.

Derzeit bekommt diese Anerkennungsfrage vor dem Hintergrund der Einführung des neuen Abrechnungssystems DRG (Diagnosis Related Groups) in den Kliniken ein besonders aktuelles Gewicht. Demnach sind alle kunsttherapeutisch Tätigen im klinisch-rehabilitativen Arbeitsbereich aufgefordert, ihre Leistungen genau zu dokumentieren, d.h. Diagnosen zu benennen und entsprechende Maßnahmen zu beschreiben, sodass beides in die Entgeltermittlung eingebracht werden kann.

Dies wird jedoch nur ein kleiner Baustein auf dem Weg zur Anerkennung sein. Ein viel entscheidenderes Gewicht kommt einer wissenschaftlich begründeten empirischen Evaluation kunsttherapeutischer Interventionen, ihrer Wirkung und Wirksamkeit zu. Nur über einen Wirksamkeitsnachweis wird die Kunsttherapie aus ihrer Rolle als Hilfsprofession herauskommen und kann bei dem gegenwärtig vorherrschenden Primat der empirischen Wissenschaft in der BRD eine Beweisführung mit Überzeugungskraft geführt werden.

Eine grundlegende Voraussetzung hierfür ist eine genaue Beschreibung der Ziele, Methoden, Techniken und Prozeduren kunsttherapeutischer Vorgehensweisen. Sie sind ihrem Leitbild zufolge einer ganzheitlichen Auffassung vom Menschen verpflichtet. Sie dienen nicht nur der Ressourcenaktivierung, Linderung und Heilung von Krankheit, sondern auch der Identitätsbildung und Identitätsförderung und haben deshalb einen unverrückbaren Platz nicht nur im klinisch-rehabilitativen Bereich, sondern auch im gesamten Bereich der Gesundheitsförderung und der Förderung von Lebensqualität. Damit kommt den künstlerischen Therapien insbesondere auch eine präventive Funktion zu, ganz im Sinne einer Orientierung von der Pathogenese hin zur Salutogenese (Gesundheitslehre).

Wir möchten mit dieser Veröffentlichung dazu anregen, alle zur Anwendung kommenden kunsttherapeutischen Interventionsmethoden genau und systematisch zu dokumentieren, insbesondere unter Einbezug des jeweiligen Kontextes (biopsychosoziale und ökologische Variablen). Ebenfalls wichtig ist die Beschreibung des jeweiligen theorieleitenden Hintergrundes.

Wir haben in diesem Buch bewusst darauf verzichtet, theorieleitende Bezüge im Allgemeinen und Einzelnen darzustellen, weil diese Veröffentlichung nicht als Lehrbuch konzipiert ist, sondern als ein anwendungsbezogenes Handbuch für die kunsttherapeutische Praxis, auch wenn wir hier nur ein sehr begrenztes Spektrum aus dem Katalog der künstlerischen Therapieformen abbilden können.

Zum Schluss bedanken wir uns bei den vielen Auszubildenden in den kunsttherapeutischen Seminaren und den Supervisionssitzungen zur kunsttherapeutischen Praxis, die uns wertvolle Erfahrungen vermittelt haben. Dank gebührt auch Frau Gisela Katscher vom Lektorat Medizin und dem Schattauer Verlag für die Bearbeitung und Veröffentlichung dieses Buches.

Hamburg, im Herbst 2001

Erich Trüg
Marianne Kersten

Inhalt

Einführung

Dieses Buch ist ein Praxisbuch für all diejenigen, die in ihren Arbeitsfeldern mit kunsttherapeutischen Mitteln arbeiten. Wir stellen ein relativ breit gefächertes Spektrum unterschiedlicher Themen- und Aufgabenstellungen zur kunsttherapeutischen Arbeit sowie deren Durchführung und Auswertung vor.

Damit soll jedoch keineswegs die Praxis der Kunsttherapie auf ein Inventar von Techniken unzulässig verkürzt werden. Der Stellenwert eigener kreativer und künstlerischer Entwürfe im aktuellen Kontext des jeweiligen Therapiesettings – vom Kunsttherapeuten[1] kreiert und in der therapeutischen Beziehung gestaltet – ist nicht hoch genug zu schätzen und zu würdigen. Andererseits muss sich aber ein therapeutisches Verfahren, das gesellschaftliche Anerkennung finden will, u. a. durch ein Instrumentarium legitimieren, das in einem theoretischen Bezugsrahmen abgesichert ist. Da das Spektrum der Theoriebezüge in der Kunsttherapie sehr vielfältig ist, bieten wir hier keine monolitische Ausrichtung an. Trotzdem wird schwerpunktmäßig deutlich, dass die Autoren sich ihrer Herkunft nach insbesondere der Integrativen Therapie, wie sie am Fritz Perls Institut Düsseldorf gelehrt wird, verpflichtet fühlen.

Unseres Erachtens muss sich auch die (klinische) kunsttherapeutische Praxis auf die Tatsache einstellen, dass bei einem nicht zu unterschätzenden Teil der Klientel ein Zustandsbild der Komorbidität bzw. Multimorbidität vorliegt. Das heißt für die therapeutische Praxis, dass nicht nur singulär mit einer Methode, wie z. B. mit Maltherapie, behandelt werden kann, sondern im Sinne einer ganzheitlichen Erfassung des Störungszustandes multimodal, d. h. verschiedene mediale Zugänge zum Einsatz kommen sollten. Insbesondere in der Behandlung von Kindern und Jugendlichen erscheint ein multimodales kreatives Herangehen indiziert, indem verschiedene Sinnesorgane angesprochen und aktiviert werden. Dazu ein Praxisbeispiel:

»Der 5-jährige Paul ist feinmotorisch beeinträchtigt, hat Gleichgewichtsstörungen und Wahrnehmungsstörungen. Zu Beginn der 1. Stunde bietet ihm die Kunsttherapeutin ein Trampolin an, das er begeistert annimmt, darauf hüpft und gleichzeitig von sich erzählt. Nach dieser Sequenz bietet ihm die Kunsttherapeutin an, zusammen einen Jonglierball zu basteln: Es wird dazu ein Tennisball geöffnet und mit Maisfutter gefüllt, darüber wird aus Luftballongummi eine Hülle gezogen. Danach wird mit dem Ball gespielt, und es zeigt sich, dass Paul erhebliche Defizite im Fangen und Werfen des Balles hat. Trotzdem macht es ihm Spaß. In einer weiteren Sequenz legt Paul sich auf einen großen Bogen Papier auf den Boden, die Kunsttherapeutin malt seinen Körperumriss ab, der anschließend ausgeschnitten und mit Farbe von Paul ausgefüllt wird. Paul ist vollkommen überrascht, dass er tatsächlich schon »so groß« ist, als er seinem Körperumriss gegenüber steht. Während er sein »body-chart« mit dunkelgrüner Farbe ausmalt, erzählt er nebenbei von seinen Wünschen, vom Urlaub und anderen Dingen.«

[1] Aus Gründen der Vereinfachung wird im Text jeweils nur eine Geschlechtsform verwendet.

Dieses Praxisbeispiel erscheint geeignet um darzustellen, wie durch die verschiedene Anwendung von Medien eine ganzheitliche und möglichst umfassende Förderung angeregt wird.

Eine partiell unlösbare Problematik in Bezug zur herrschenden Wissenschaftspraxis ergibt sich aus der Besonderheit des künstlerischen Arbeitens: Künstlerische Ergebnisse entziehen sich letztlich einer wissenschaftlichen Fixierung. Es liegt vielmehr im Wesen der Kunst begründet, dass sie sich nicht domestizieren lässt. Trotzdem sollte jeder kunsttherapeutisch Arbeitende den Versuch unternehmen, das eigene Handeln durch beschreibbare Anwendungen darzustellen und es dadurch zunächst jenseits seiner Nützlichkeit zu legitimieren. Es genügt jedenfalls nicht, sich nur auf die »heilenden Kräfte« künstlerischen und kreativen Gestaltens zu berufen.

Indem hier verschiedene mögliche Anwendungen aus der Praxis zusammengestellt sind, die bisher, wenn überhaupt, nur verstreut und vereinzelt in der Literatur erwähnt bzw. mündlich überliefert werden und in der Regel nicht systematisiert aufbereitet sind, soll mit dieser Zusammenstellung den Praktikern eine unterstützende Handhabe für ihre Praxis gegeben werden. Wir sind uns bewusst, dass die Praktiken und Anwendungen der Kunsttherapie weit über das hier vorgestellte Spektrum hinausgehen. Es bleibt deshalb weiterhin eine Aufgabe, den hier gemachten Anfang fortzuführen. Wir möchten alle kunsttherapeutisch Tätigen dazu anregen, ihre Erfahrungen und Anwendungen ebenfalls in systematischer Form zu explizieren. Dies wird die Sache der Kunsttherapie unseres Erachtens sicher fördern.

Was sind kunsttherapeutische Anwendungsfelder?

Da kunsttherapeutische Angebote der »sanften Medizin« zugeordnet werden können, kommen sie vorwiegend überall dort zum Einsatz, wo es ausdrücklich um das Seelische, den Empfindungsraum der Patienten und dessen Entfaltung geht. Diese Anwendungsfelder künstlerischer Therapien sind z. B. in der Psychosomatik, der Psychiatrie, der Kinderheilkunde, der Heilpädagogik, der Onkologie und im gesamten Spektrum rehabilitativer Leistungen anzutreffen. Darüber hinaus werden kunsttherapeutische Techniken aber auch im außerklinischen Bereich angewendet, so z. B. in pädagogischen Einrichtungen, Beratungsstellen, Malschulen und therapeutischen Praxen, oder auch in der Früh-und Vorschulförderung von Kindern.

Der kranke Mensch möchte und soll nicht nur im Sinne der sog. Schulmedizin behandelt werden, sondern auch in ganzheitlicher Weise angesprochen und verstanden werden. Diese Ansprache muss nicht – wie bereits erwähnt – ausschließlich durch das Gestalten von Bildern erfolgen. Bewegung, Musik, Theaterspiel,

Film, Literatur können ebenso – in aktiver oder auch rezeptiver Weise – eine wichtige Funktion für die seelische Eindrucks- und Ausdrucksförderung haben.

Ökologische Erkenntnisse haben uns gelehrt, dass Mischkulturen gesünder und überlebensfähiger sind und damit lebensgerechter als Monokulturen. Darum sollte im klinischen Rahmen stets ein umfassendes und ganzheitliches Behandlungsspektrum, das kreative Angebote mit einschließt, angeboten werden. In allen künstlerischen Medien steckt ein Potenzial, das einerseits therapeutisch, andererseits zur Persönlichkeitsförderung und -entfaltung genutzt werden kann wie dies z. B. in der Mal-, Musik-, Poesie-, Drama-, Tanz- und Bewegungstherapie geschieht.

Worum geht es in der Kunsttherapie, welchen Zielen dient sie?

Selbstaktualisierung

Zunächst geht es um den Gestaltungsvorgang selbst. Indem wir gestaltend tätig sind, gestalten wir auch unser »Selbst«. Der Gestaltungsvorgang ist ein strukturierender Vorgang, in dem sowohl der innere wie der äußere Raum individuell zum Ausdruck gebracht werden kann. Während des Gestaltens sind wir mit unseren Gedanken, Gefühlen, Wahrnehmungen und Empfindungen im Erlebniskontakt. Die »Selbstaktualisierung« wird also durch Gestaltung gefördert.

Symbolisierungsfähigkeit

Das Wesen der Kunsttherapie ist in einem überwiegend nichtsprachlichen und kreativen Prozess begründet, in dem das künstlerische Produkt der zentrale Fokus in der Beziehung zwischen Patient und Therapeut ist. Durch die Materialisierung in Bildern, Objekten usw. wird die subjektive Realität des Patienten in symbolischer und anschaulicher Weise sichtbar. Die im Gestaltungsprozess entstehenden Symbole haben somit eine Brückenfunktion zwischen bewussten und unbewussten Prozessen bzw. Vorgängen und werden durch Bilder (Farben, Formen, Linien), Plastiken, Objekte, Texte, Inszenierungen wahrnehmbar.

Kunsttherapeutische Anwendungen haben das Ziel, einen Zugang zu diesen Prozessen zu bekommen und dabei das projektive Potenzial der zutage kommenden Symbolisierungen zu nutzen, indem es in einem Bewusstwerdungsprozess aktiv angeeignet wird. Diagnostik und Therapie sind dabei notwendigerweise eng miteinander verknüpft. Es ist insbesondere zu berücksichtigen, dass »ein Symbol immer einen Anteil an Erinnerung und einen an Sehnsucht, an Erwartung, an Utopie enthält« (I. Riedel, Maltherapie, S. 40).

Weil die Symbolisierungsfähigkeit eine wesentliche Grundlage vieler reifer Aspekte einer Persönlichkeit ist, kommt der Kunsttherapie bei ihrer Entfaltung eine besondere Bedeutung zu.

Identitätsbildung und Identitätsförderung

Was die Identitätsbildung und Förderung angeht, so hat jeder Mensch sein ihm ureigenes, individuelles Gepräge. Genau diesen Aspekt macht der Umgang mit Formen und Farben in der Gestaltungs- bzw. Kunsttherapie deutlich sichtbar und erfahrbar. Nichts ist so eindrücklich und anschaulich wie der Umstand, dass die einfache Aufgabe »male oder zeichne einen Baum«, bei jedem Menschen individuell unterschiedlich ausfällt, garantiert keine Baumdarstellung gleicht der anderen, so wie jede Handschrift oder jeder Daumenabdruck unterschiedlich ist. Jedes Exponat ist ein Unikat.

Wir haben deshalb über das Therapeutikum Malen hinaus ein Diagnostikum für diejenigen, die gelernt haben, phänomenologisch zu lesen und im Dialog mit dem Patienten, der Gestaltung vor dem jeweiligen Lebenshintergrund eine individuelle Sinnhaftigkeit zu verleihen, die weit über das hinausgehen kann, was uns ein Röntgenbild oder ein normierter psychologischer Test zu offenbaren vermag. Bilder bringen dem Patienten und uns sein eigenes Wesen anschaulich nahe. Darüber hinaus dient z. B. die Methode der direkten Identifikation dazu, sich ein Bild »spiegel-bildlich« bewusst anzueignen, d. h., der Protagonist identifiziert sich sowohl mit allen Teilen des Bildes als auch mit dem Bild als Ganzes. Dadurch wird Identitätsbildung und Bewusstseinsbildung in der Gegenwärtigkeit ermöglicht.

Die Beschäftigung mit einem Exponat und die Versprachlichung der in ihm enthaltenen Symbolisierungen ist also identitätsstiftend und bewusstseinsfördernd im Sinne des klassischen Imperativs »Mensch erkenne dich selbst« wie auch entwicklungsanregend im Sinne des klassischen Imperativs »Mensch, werde der du bist«.

Therapeutisch indiziertes Gestalten dient der Entfaltung des seelisch noch Eingefalteten, der Umgang mit Farben kann dabei das Leben farbiger erscheinen lassen und die Lebenskräfte stärken.

Autonomiebildung und Selbstorganisation

Jede Aufgabenstellung ist ein Stimulus für den Organismus, der diesen zu einer autonomen Reaktion veranlasst: »Ich mache das so und nicht anders«, aber auch »ich kann das auch ganz anders machen«. »Ich könnte das Bild übermalen, umgestalten, diese oder jene Farben nehmen, ich kann mich dafür oder dagegen entscheiden, ich kann etwas im Dunkeln lassen oder ins Licht rücken«. Wie auch immer sich jemand entscheidet, jedes Produkt, jede Gestaltung ist ein Ausdruck der jeweiligen Person und insofern auch seiner Autonomie und Selbstorganisation. Der Gestaltungsvorgang selbst ist ein Akt, der wesentliche Aspekte des realen Lebens abbildet. Während dieses Vorgangs müssen Entscheidungen getroffen und Stagnation, Ärger, Ambivalenzen sowie Ängste aber auch Erfolge durchlebt werden. Dabei fördert das Ringen um die gewünschte Form, Farbe, Komposition und die Auseinandersetzung mit dem Material die Selbstorganisation. Schließlich können z. B. durch Übermalungen eines Bildes, Vergrößerungen oder Erweiterungen, Neuinszenierungen, Entwicklungen im Sinne einer Lösungsorientierung und eines Probehandelns erfahren werden.

Ressourcenaktivierung

Bei der Ressourcenaktivierung geht es darum, an die positiven Fähigkeiten, Eigenarten und Motivationen eines Patienten anzuknüpfen, indem man die Therapie so gestaltet, dass der Patient sich in seinen Stärken und positiven Möglichkeiten erfahren kann. Wozu hat der Patient Lust, mit welchem Material möchte er gerne arbeiten, wie und durch was kann er positiv angeregt werden, wie und durch was kann Unzufriedenheit während des Gestaltungsvorganges überwunden werden? Grundsätzlich ist an der Motivation des Patienten anzusetzen, was nicht ausschließt, dass auch motivationale Anreize/Aufgabenstellungen vorgeschlagen werden.

Dies erfordert vom Therapeuten eine positive Diagnostik im Gegensatz zur Problem- und Defizitdiagnostik.

Linderung und Heilung von Krankheiten

Kreativer Gestaltung kann eine kathartische bzw. eine stärkende Funktion zukommen. Allerdings sind bei der Behandlung von chronisch rezidivierenden Erkrankungen und Suchterkrankungen in Bezug auf eine Linderung und Heilung deutliche Grenzen gesetzt. Es wäre vermessen zu behaupten, mit Kunsttherapie könne man z. B. dem Phänomen Suchtkrankheit substanziell zu Leibe rücken. Aber in dieser Ausschließlichkeit kann das auch gar nicht gemeint sein. Es geht vielmehr um den Beitrag, den dieses Therapieangebot zu leisten vermag. Dabei ist über spezifische Effekte hinausgehend zunächst auf die besonderen Möglichkeiten der kreativen Medien bei der Auseinandersetzung mit der psychischen Dimension zu verweisen. Wenn es gelingt, in der Kunst- und Gestaltungstherapie das subjektive Befinden positiv zu beeinflussen, Ressourcen zu aktivieren und neue (Lösungs-) Einsichten in das »Ich« des Patienten zu vermitteln, Lösungswege zu erproben – und das ist ein Beitrag, der geleistet werden kann – dann kann dies auch im weiteren Sinne der Linderung und Heilung (dem »Wieder-Heil-Werden«) zugeordnet werden, ohne den Anspruch, eine Krankheit damit beenden zu können.

Förderung der Ausdrucks- und Gestaltungskräfte

Schließlich geht es auch um die Förderung der Ausdrucks- und Gestaltungskräfte, kreativer Vermögen, Potenziale und Erlebnismöglichkeiten des Menschen im Sinne einer allgemeinen Gesundheitsförderung und Selbstwertstärkung.

Zur Bedeutung des theoretischen Bezugsrahmens, der die Möglichkeit der Kunst in der therapeutischen Arbeit berücksichtigt, wurde u.a. mit dem Buch von Karin Dannecker: »Kunst, Symbol und Seele« im deutschsprachigen Raum ein interessanter Beitrag geleistet. Ebenso erscheint uns der Beitrag der Integrativen Therapie in seiner Vielschichtigkeit und stringenten Verknüpfung von Theorie und Praxis – von Hilarion Petzold und Ilse Orth (1991) – wesentlich. Gerade weil durch ihre Arbeiten unterschiedliche Positionen zum Ausdruck kommen, ist uns der Hinweis auf diese Autoren wichtig.

Zur differenziellen Indikation und Anwendung

Kunsttherapie oder Therapie mit künstlerischen Mitteln dient keinem Selbstzweck, vielmehr soll genau für diesen oder jenen Menschen (bzw. eine Gruppe) ein spezifisch positiver Effekt durch die Behandlung erzielt werden. Berücksichtigt man, dass wir es in der Regel mit komplexen Wirklichkeiten zu tun haben, die inter- und intra-individuell breit streuen, dann führt uns dies zu der Schlussfolgerung, dass wir jede Person als ein »Unikat« zu betrachten haben. In einem heuristischen Vorgehen, das sich an den Eigengesetzlichkeiten der Entwicklung einer jeden Person orientiert, ist deshalb vor dem Hintergrund des jeweiligen kunsttherapeutischen Verfahrens eine Behandlungsweise zu entwickeln, die individuell zu ihr passt. Unserem Selbstverständnis folgend, ist kunsttherapeutisches Handeln daher stets am individuellen Prozess orientiert, aus dem Prozess heraus zu initiieren und im Prozess jeweils individuell zu bestimmen.

Grundsätzlich stellt sich aber zunächst die Frage, ob eine kunsttherapeutische Maßnahme überhaupt angewendet werden soll. Prinzipiell kann Kunsttherapie immer zur Anwendung kommen, es sei denn, ein akuter Krankheitszustand lässt dies nicht zu. Obwohl dem künstlerischen Gestalten generell eine heilende Potenz zugeschrieben wird, ähnlich einem Naturheilmittel, erfährt die Frage nach der Indikation einer kunsttherapeutischen Maßnahme in der Praxis eine gewisse Brisanz durch den Umstand, dass es unterschiedliche Auffassungen darüber gibt, ob kreatives Handeln z. B. auch gegen den erklärten Willen einer Person verordnet werden kann oder soll. Diese Fragestellung berührt das Spannungsfeld zwischen der Klienten- und Expertenperspektive.

Die Expertenperspektive ist anhand folgender Fragen zu kennzeichnen: Was ist meine Überzeugung und Haltung als Therapeut gegenüber dem jeweiligen Klienten, welche Angebote mache ich, was verschreibe ich und was nicht, was halte ich für hilfreich, was nicht, womit bin ich einverstanden und womit nicht, was soll der Klient meiner Meinung nach tun?

Aus der Klientenperspektive ergeben sich entsprechend folgende Fragen: Was kann ich für mich selbst akzeptieren, wozu bin ich motiviert, wofür entscheide ich mich und was erachte ich als hilfreich?

Prinzipiell ist in jedem Fall an der Klientenperspektive anzuknüpfen, da es u. E. keinen Sinn macht, gegen den ausdrücklichen Widerstand eines Klienten/Patienten eine kunsttherapeutische Maßnahme durchsetzen zu wollen. Allerdings sollte man auch nicht vorschnell »die Segel streichen«. Zumutbar erscheint im klinischen Arbeitsbereich zumindest die Verpflichtung zu einem Kennenlernen der kunsttherapeutischen Arbeitsweise auf Probe. Im Übrigen ist auch zu vergegenwärtigen, dass viel von einer entsprechenden Haltung und dem Auftreten der Behandelnden sowie dem Behandlungskonzept abhängt. So muss deutlich vermittelt werden, dass die kunsttherapeutischen Anwendungen zum Behandlungskonzept gehören. Ihre Sinnhaftigkeit muss für den Patienten nachvollziebar sein. Dann wird sich auch ein evtl. Widerstand von vornherein minimieren.

Ein weiterer Aspekt zur differenziellen Indikationsstellung in der Kunsttherapie ist die Lösung des klassischen therapeutischen Dreisatzes: Anamnese – Diagnose – Behandlung.

Da jeder in seine individuelle Lebenswelt eingebettet ist, ebenso wie in die Dimension Zeit, d. h. in seine individuelle Entwicklungsgeschichte, ist es für den kunsttherapeutisch Tätigen notwendig, den Klienten in seinem Lebensganzen wahrzunehmen und zu verstehen.

Hilfreich sind in diesem Zusammenhang die vier diagnostischen Leitfragen nach Petzold (1993), die es zu beantworten bzw. zu bearbeiten gilt:

- Was sind meine Stärken, was ist gesund und muss erhalten werden? Hier geht es u.a. um den Kompetenzerhalt und um die Pflege der Ressourcen.
- Was ist gestört, beeinträchtigt und muss wiederhergestellt, kuriert bzw. bewältigt werden? (mit dem Ziel der Heilung, Linderung, Bewältigung).
- Was ist defizient, d. h., welche Erfahrungen habe ich noch nicht bzw. nicht ausreichend gemacht, was muss nachgeholt bzw. nachgeliefert/bereitgestellt werden?
- Was sind meine Potenziale und Möglichkeiten, was wäre möglich, wurde bisher aber noch nicht genutzt, könnte erschlossen und weiterentwickelt werden? Es geht hierbei um Orientierungshilfe und Entwicklungsmöglichkeiten (evolutive Behandlungsstrategie).

Ferner wird im Vorfeld einer Behandlung immer zu entscheiden sein, ob und inwiefern eine eher steuernde Vorgehensweise (z. B. durch Themenstellung, Arbeitshinweise) sinnvoll ist. Die Indikation dafür wird einerseits im Spannungsbogen der kunsttherapeutischen Praxisfelder von der Vorschulerziehung/Frühförderung bis zur Klinik und Rehabilitation variieren, andererseits durch diagnostische Einschätzungen und Zielsetzungen der Behandelnden bestimmt. »Freies Gestalten« bietet z. B. eine gute Chance für den persönlichen Ausdruck aktueller innerer Verfasstheit, eine gezielte Themen- und Aufgabenstellung die Chance für eine neue Perspektive, eine Progression, indem »alte Gleise« verlassen werden.

Es gibt eine Vielzahl von kunsttherapeutischen Aufgabenstellungen und Vorgehensweisen, die der Umsetzung spezieller therapeutischer Ziele (goal attainment) dienen. Die jeweilige Sinnhaftigkeit dieser Anwendungen erwächst aus der Kohärenz zwischen der Problematik des Klienten/Patienten und der entsprechenden

Aufgabenstellung. So macht es beispielsweise Sinn, bei einer Patientin mit Bulimieerkrankung ein »body-chart« anfertigen zu lassen, bei einem Patienten mit einer Psychose eine vorgefertigte Struktur (z. B. Handumriss, Mandalastruktur) ausmalen zu lassen, oder aber zunächst nur den Alptraum eines Patienten bzw. einzelne Aspekte darstellen zu lassen und anschließend ein Lösungsbild. Ebenso macht es Sinn, ein von einer Patientin als bedrohlich erlebtes Symbol (z. B. sieht sie ein Henkersseil mit der inneren Aufforderung verknüpft, sie solle sich doch erhängen) einer positiven Umdeutung zuzuführen (refraiming), indem lebensbejahende und nützliche Zwecke, mit denen Seile verbunden sein können, ins Bild gesetzt werden (z. B. Seilbrücke, Seil mit dem ein Bäumchen zur Stabilisierung an einem Pfahl befestigt wird, Seile einer Schaukel usw.).

Die Zuordnung der angestrebten Ziele und kunsttherapeutischen Maßnahmen zur jeweiligen Problematik und Ausgangsbedingung des Klienten ist dabei mehr oder weniger stringent.

Wie kann nun aber über die bloße Behauptung hinaus, künstlerisches und kreatives Handeln habe an sich schon eine heilende Valenz, differenziell sichergestellt werden, dass eine bestimmte kunsttherapeutische Behandlung eine gezielte therapeutische Wirksamkeitkeit entfaltet und wie können die im Buch ausgewiesenen kunsttherapeutischen Aufgaben und Bearbeitungstechniken diesbezüglich begründet werden?

Grawe und Mitautoren haben in ihrem Buch »Psychotherapie im Wandel, von der Konfession zur Profession« 1994 in einer Metastudie über die Wirksamkeit therapeutischer Verfahren vier generelle therapeutische Wirkfaktoren ermittelt: aktive Hilfe zur Problembewältigung, therapeutische Klärungshilfe, reale Erfahrung und Ressourcenorientierung.

Die Praxis der Kunsttherapie lässt sich u. E. überwiegend unter einem bzw. mehreren dieser vier übergreifenden therapeutischen Wirkfaktoren subsumieren. Bezüglich weiterer Wirkfaktoren kreativen Gestaltens verweisen wir auf die Ausführungen von H. Petzold (1993) und in Bezug auf die Wirkfaktoren therapeutischen Malens auf I. Riedel (1992). Nachfolgend wird eine grobe, stichwortartige Skizzierung der Wirkfaktoren nach Grawe und Mitautoren dargestellt und anhand einiger Beispiele aus diesem Buch konkretisiert.

Wirkfaktor: Aktive Hilfe zur Problembewältigung (wichtigstes Wirkprinzip)

Es geht dabei um die Betrachtung eines Problems des Klienten/Patienten unter dem Aspekt des Nicht-Könnens. Der Therapeut nimmt das Problem so an, wie es vom Klienten/Patienten erlebt wird. Im Mittelpunkt steht die Erarbeitung von Bewältigungsformen und -perspektiven, der Aufbau von Kompetenzerwartungen und die konkrete Entwicklung von Fähigkeiten und Fertigkeiten. In der Sprach- und verhaltensorientierten Therapie bedeutet das z. B.: Selbstsicherheitstraining bei Gehemmten, Entspannungstraining bei Einschlafstörungen; in der Familientherapie: Kommunikationstraining für zerstrittene Paare. Alle geeigneten

Maßnahmen der praktischen Hilfe und Methoden unterschiedlichster Art wie sie z. B. in der Verhaltenstherapie, Hypnotherapie, Sexualtherapie nach Masters/ Johnson praktiziert werden, sind denkbar. In der Übertragung dieses Wirkprinzips auf die Kunsttherapie könnten beispielsweise folgende Aufgaben/Techniken der nachfolgenden Kapitel zum Einsatz kommen: »Ressourcenfarbe«, »Krafttier«, »Innere und äußere Ressourcen« (Beistände), »Problemsituationen und Kompetenzsituationen«, »Das Rahmenbild«, »Messpainting«, »Mein ruhender Pol« usw.

Wirkfaktor: Therapeutische Klärungshilfe
Hierbei findet fast keine aktive Hilfe zur Problembewältigung statt, vielmehr ist das Ziel, eine größere Klarheit zu gewinnen, d. h., der motivationale Aspekt steht im Vordergrund. Es geht um Maßnahmen der Gesprächstherapie, Gestalttherapie, die der Klärung dienen, wie z. B. die Identifikations- und Dialogtechnik, die motivationale Gesprächsführung. In der Übertragung dieses Wirkprinzips auf die Kunsttherapie könnten z. B. folgende Aufgaben/Techniken der nachfolgenden Kapitel zum Einsatz kommen: »Der Mensch im Fadenkreuz«, »Mein Gefühlshaushalt«, »Ich-Funktionsdiagramm«, »Relationale Körperbilder«, »Farbinteraktion in der Gruppe« sowie »Themenzentriertes Malen«.

Grawe weist darauf hin, dass beide Wirkfaktoren in einem Ergänzungsverhältnis zueinander stehen: »man muss wollen können«, »aber auch können wollen« (motivationaler Aspekt).

Wirkfaktor: Prinzip der realen Erfahrung
Gemeint sind hier z. B. die Erfahrungen, die durch Übertragungen in der Beziehung gemacht werden (Beziehungsperspektive), außerdem durch Psychodramatechniken (Rollenspiele), Gestaltübungen (z. B. Identifikations- und Dialogtechnik) usw. In der Übertragung dieses Wirkprinzips auf die Kunsttherapie könnten folgende Aufgaben/Techniken der nachfolgenden Kapitel zum Einsatz kommen: »Spiel mit Masken«, »Ton werfen«, »Geführtes Zeichnen«, »Selbstbilder – Ich Selbst – mein Selbst«, »Säulen der Identität« usw.

Wirkfaktor: Ressourcenorientierung
Es geht darum, dem Klienten/Patienten zu helfen, sich in der Therapie auch in seinen Stärken, Fähigkeiten, Fertigkeiten und positiven Möglichkeiten zu erfahren. Entscheidend ist dabei die positive Diagnostik im Gegensatz zur Problem- und Defizitdiagnostik. In der Übertragung dieses Wirkprinzips auf die Kunsttherapie könnten z. B. folgende Aufgaben/Techniken der nachfolgenden Kapitel zum Einsatz kommen: »Ressourcenfarbe«, »Ressourcenfeld«, »Engel und andere Schutzgeister«, »Dialogisches Zeichnen/Kontaktmalen« usw.

Eine Zuordnung kunsttherapeutischer Methoden/Techniken kann auch unter verschiedenen Perspektiven erfolgen (Grawe 2005):

der Störungsperspektive
d. h., störungsorientierte Behandlung (Welches Bild mache ich mir selbst von meiner Krankheit, meiner Behinderung? z. B. »Ich setze meine Sucht ins Bild«, oder »Meine Sucht als Tier« usw.),

der interpersonalen Perspektive
d. h., wie gestalte ich Beziehungen? (Beziehungspanorama, dialogisches Malen usw.)

der motivationalen Perspektive
d. h., was sind die positiv angestrebten, was die Vermeidungsziele? (Bild zu »Meine Ziele und Visionen«, Bild zu »Wozu lebe ich auf diesem Planeten?«)

der Entwicklungsperspektive
d. h., welche Erfahrungen haben in der lebensgeschichtlichen Entwicklung den Patienten geprägt? (Lebenspanorama)

der Ressourcenperspektive
d. h., die ressourcenaktivierende Intervention beeinflusst das Therapieergebnis positiv und die Nutzung und Ausweitung der positiven Möglichkeiten des Patienten sind für ein gutes Therapieergebnis wichtiger als die Problembearbeitung. (Mögliche kunsttherapeutische Aufgabenstellung »Ressourcenpanorama«, »Bild meiner inneren Kraft« usw.)

Der wichtigste Wirkfaktor ist, wie Grawe mehrfach beschreibt (2004, 2005), den Patienten selbstwerterhöhende Erfahrungen machen zu lassen bzw. ihm zu vermitteln, d. h. die positiven und vorteilhaften Seiten, Stärken und Ressourcen sind immer wieder zu aktualisieren, dazu gehört auch, positives Feed-back zu geben. Dies fördert Kongruenz und Konsistenz, die natürlichen Gegenspieler von psychischer Störung (Inkonsistenz).

Zur Legitimation differenzieller Indikation in der Kunsttherapie erscheinen uns diese Bezugsrahmen sinnvoll und nützlich, weil sie dazu beitragen, bei den zur Anwendung kommenden Aufgaben/Methoden die jeweilige Ausrichtung auf die Zielorientierung nicht aus dem Blick zu verlieren.

Weitere Aspekte einer differenziellen Indikation in der Kunsttherapie ergeben sich aus der Art der Gestaltung (z. B. angeschnittene Bildelemente, ungestaltete Bildflächen, Deformationen, Übermalungen), der spezifischen Valenz, dem Aufforderungscharakter der verwendeten Medien und der Beschaffenheit der Materialien.

Die Gestaltungsarbeit in Gruppen (z. B. Fokussierung auf bestimmte Kommunikationsformen, Rollen, Themen, Tabus, Übertragungen/Gegenübertragungen usw.) bildet einen weiteren Bezugsrahmen.

Optimalerweise sind bei einer differenziellen Indikationserstellung mehrere Bezugsgrößen synthetisch zusammenzubringen. Ferner ist zu berücksichtigen, dass Indikationen auch durch die Person des Therapeuten bzw. durch eine Behandlungsweise bestimmt werden, die einer inneren Überzeugungshaltung entsprechen und mit dem eigenen theoretischen Hintergrund konsistent sein sollten (Authentizität des Therapeuten).

Zum Schluss sei noch darauf verwiesen, dass auch äußere Faktoren Einfluss auf die Indikation kunsttherapeutischer Maßnahmen haben können, wie z. B. ambulante oder stationäre Behandlung, Raum und Material, Zeit und Frequenz der Sitzungen, Kosten (s. auch E. Franzke 1977).

Zum Aufbau

Wir orientieren uns bei der Darstellung der Praktiken

- an den künstlerischen Gestaltungsformen: Bilder, Plastiken, Skulpturen, Objekte, Inszenierungen, Texte und
- an Interventionsstrategien (s. Stichwörter).

Ausgenommen sind die künstlerischen Gestaltungsformen Musik und Tanz, weil sie in unserem eigenen Erfahrungshintergrund nicht ausreichend repräsentiert sind. Die dargestellten Themen- und Aufgabenstellungen sind gegliedert und beschrieben unter den Aspekten: Anwendungsbereiche, Ziele, Beschreibung/Instruktionen, Bearbeitungstechniken, Materialien sowie mögliche Variationen. Im Kapitel Arbeitshilfen am Ende des Buches werden unterstützend zur Anwendung verschiedene Instruktions- und Auswertungshilfen gegeben.

Das vorliegende Buch wurde im Sinne eines kunsttherapeutischen Arbeitsbuches so konzipiert, dass die Praktizierenden zu jedem Gestaltungsthema in einem freien Kasten persönliche Notizen zu eigenen Erfahrungen bei der Anwendung der Aufgabe und Modifikationen bzw. Variationen eintragen können.

Zu den Quellen

Die hier dargestellten Praktiken rühren einerseits aus tradiertem Erfahrungswissen unterschiedlichster Kontexte und andererseits auch aus verschiedenen therapeutischen Konzepten. Soweit es uns möglich war, haben wir auf entsprechende Quellenangaben verwiesen.

Bilder

Thema: »Das Namensbild«
Stichwort: Vorstellen / Bekannt machen

Anwendungsbereiche
Einzel- und Gruppenarbeit, Kinder-, Jugend- und Erwachsenenbildung, Klinik.

Ziele
Vorstellen, sich bekannt machen, Bewusstwerdung über Identitätsaspekte, die sich im Namen ausdrücken (Vorname = meine Individualität, Nachname = meine Sippe/mein Kollektiv, mein soziales Erbe).

Beschreibung / Instruktionen
Malen/Zeichnen des eigenen Vor- und Nachnamens nach vorheriger Einstimmung über das, was sich damit individuell verbindet.

Bearbeitungstechniken
Vorstellung durch den Protagonisten und »sharing«.

Materialien
Papier, Mal- und Zeichenutensilien

Variationen
- Zum Namensbild einen »Kontext« herstellen lassen (z. B. eine Landschaft), in den der Name positioniert wird.
- Bild zum Thema »Meine Formen und Farben heute« gestalten.
- Für Gruppen geeignet: Es geht darum, zu allen Buchstaben des Vornamens jeweils ein Wort zu finden, danach von einer neben einem sitzenden Person einen kurzen Text verfassen zu lassen, in dem diese Wörter vorkommen. Nach dem Vorlesen erfolgt eine Resonanz des Namenträgers und anschließend ein kurzes »sharing« des Verfassers über eigene Anteile in der Geschichte.

Thema: »Von innen nach außen«
Stichwort: Ausdrucksfähigkeit

Anwendungsbereiche

Einzel- und Gruppenarbeit, Kinder-, Jugend- und Erwachsenenbildung, Klinik.

Ziele

Zulassen von Unbewusstem, Chaos, Katharsis, Stimulation der Sinne, Förderung der Resonanz- und Ausdrucksfähigkeit von Gefühlen und Empfindungen.

Beschreibung / Instruktionen

Nach einer kurzen Einstimmung auf die gegenwärtige Gefühlslage, Stimmung oder aber spontan – den Körperimpulsen folgend – beginnt der Klient mit Farben zu arbeiten. Es geht darum, dass der Protagonist aus der inneren Resonanz heraus mit Farben und Formen in einen fortlaufenden, nonverbalen Dialog tritt und diese in der Gestaltung sichtbar wird. Dabei kann es in unterschiedlichen Phasen des Arbeitens zur völligen Umgestaltung einzelner Bildelemente bzw. des Gesamtwerkes kommen (z. B. durch Übermalung, Hervorhebung). Wichtig ist, dass der Klient viel Raum zum Arbeiten hat (z. B. eine große Wandfläche, große Tische, den Boden) und aus der Körperbewegung heraus mit beiden Händen (bzw. Fingern, Handflächen), den Füßen oder sehr breiten Pinseln, Spachteln arbeitet.

Bearbeitungstechniken

Gemeinsame Exploration der während des Arbeitsprozesses erlebten Körperregungen, Stimmungen, Gefühle und der gestalterischen Impulse.

Materialien

Finger- und Temperafarben, breite Pinsel (z. B. Heizungspinsel), Spachtel, Spachtelmasse, Farbrollen, Abdeckplanen, Tesakrepp, große Papierrollen usw.

Thema: »Lebenspanorama«
Stichwort: Identitätsentwicklung

Anwendungsbereiche

Einzel- und Gruppenarbeit, Erwachsenenbildung, Klinik.

Ziele

Selbsterfahrung, Blick auf das Lebensganze, Erinnerungsarbeit, sich selbst in Bezug auf die eigene Lebensgeschichte wahrnehmen und sich in dem »So-geworden-sein« verstehen – d.h. unterstützende, tragende, defizitäre Erfahrungen, Störungen erkennen, Muster und Rollenskripte auf einer seelischen, geistigen und körperlichen Ebene verstehen, Identitätsentwicklung.

Beschreibung / Instruktionen

Es geht bei der Arbeit mit diesem diagnostischem und therapeutischem Instrumentarium zunächst darum, im Rahmen einer möglichst offen gehaltenen Imagination (s. Kap. Arbeitshilfen) aus der Erinnerung heraus bis zum Tage der Geburt zurückzugehen. Je nach therapeutischer Situation kann der Schwerpunkt der Rückerinnerung in einem der folgenden Bereiche (Körperlichkeit, Beziehungen, Arbeit, Freizeit, Werte usw. unter Berücksichtigung der Ressourcen, Mangelerfahrungen, belastenden Erlebnisse) oder in mehreren Bereichen liegen. Wichtig ist, dass dabei Bilder, Atmosphären, Szenen, Stimmungen, Gefühle, die mit einzelnen Ereignissen/Erlebnissen verbunden sind, berücksichtigt werden.

Bearbeitungstechniken

Gemeinsame Exploration (s. Kap. Arbeitshilfen), Vergrößerungstechnik, Arbeit mit Fortsetzungsbildern, Identifikations- und Dialogtechnik.

Materialien

Malutensilien, Papier (Format DIN A1)

Variationen

- Karrierepanorama im Sinne von Ressourcen, prolongierten Mangelerfahrungen, belastenden Erlebnissen. Gesundheits-/Krankheitspanorama, Arbeitspanorama (s. Literatur Petzold/Sieper).
- Gestaltung eines Lebensbuches mit Hilfen von Bildern, Fotos, Gedichten, Briefen, Texten usw. (Nähere Angaben s. J. Franssen)
- Denkbar wäre eine einfache, zeichnerische Darstellung der positiven, stärkenden sowie der schmerzlichen, schwierigen Lebenserfahrungen durch zwei Linien.

Lit.: H. Petzold, J. Sieper: Therapietagebücher, Lebenspanorama, Gesundheits-/Krankheitspanorama als Instrumente der Symbolisierung und karrierebezogenen Arbeit in der Integrativen Therapie. In: Integration und Kreation, S. 125–171
J. Franssen: Landschaft der Erinnerungen. Kunst und Therapie – Zeitschrift der Praxis künstlerischer Therapien 1998; 1/2: 47–64

Thema: »Kinderfotos«
Stichwort: Identitätsbildung

Anwendungsbereiche

Einzel- und Gruppenarbeit, Jugend- und Erwachsenenbildung, Klinik.

Ziele

Wahrnehmen und Verstehen von Atmosphären, Stimmungen, Empfindungen, Szenen, Rollen aus der Kindheit, von Beziehungsstrukturen, Verhaltensstilen.

Beschreibung / Instruktionen

Nachdem die mitgebrachten Fotos gezeigt wurden, geht es bei der einstimmenden Imagination darum, ein Foto von besonderem Interesse herauszufiltern, es »nah einzustellen«, »zu vergrößern« und es imaginativ lebendig werden zu lassen. Das Erlebte (in den Vordergrund tretende Gefühle, Bilder, Szenen, Atmosphären) wird im Anschluss mit Farben zum Ausdruck gebracht. Ausgangspunkt für die Gestaltungsarbeit ist das ausgewählte und in die Mitte eines großen Papierbogens geklebte Foto, das nach allen Seiten entsprechend erweitert werden soll.

Bearbeitungstechniken

Gemeinsame Exploration der Arbeit unter Berücksichtigung folgender Fragen: Wie ist die Mimik, Gestik, Haltung, Atmosphäre? Wie ist die Beziehung zu anderen Personen auf dem Foto? Was habe ich vermieden? Was ist prägnant geworden? Was hätte ich mir gewünscht? Familienfotos eignen sich im besonderen Maße für die Technik der Identifikation.

Materialien

Kinderfotos bzw. Kopien, Malutensilien, Kreiden, Papier

Variationen

- Gestaltung eines Bildes unter der Fragestellung: Wie hätte das Foto nach meinen Wunschvorstellungen aussehen können?
- Umgestaltung einer Fotovorlage zum Thema: »Beziehungen in meiner Familie« mit Mitteln der Collage (z. B. mit Mitteln der Vervielfältigung).

Thema: »Säulen der Identität«
Stichwort: Identitätsbildung

Anwendungsbereiche
Einzel- und Gruppenarbeit, Jugend- und Erwachsenenbildung, Klinik.

Ziele
Exploration der fünf Identitätssäulen, Bewusstwerdung über Stabilität bzw. Fragilität in den einzelnen Identitätsbereichen, Stabilisierung und Entwicklung von Identität.

Beschreibung / Instruktionen
Malerische bzw. zeichnerische Darstellung der fünf Identitätsbereiche nach vorheriger Imagination (Beschreibung der Identitätssäulen s. Kap. Arbeitshilfen).

Bearbeitungstechniken
Erläuterung durch den Protagonisten, vertiefende, explorative Fragen des Therapeuten (Ressourcen, Stärken, Schädigungen, Defizite?), Gleichgewichts- bzw. Ungleichgewichtsverhältnisse herausarbeiten, evtl. mit direkter Identifikation und/oder der Dialogtechnik.

Materialien
Papier, Mal- und Zeichenutensilien (z. B. Tempera-, Acryl-, Dispersionsfarben, Pinsel, Lappen, Paletten, Wassergefässe, Bleistifte, Buntstifte, Anspitzer, Radiergummi, Pastell-, Ölkreiden)

Variation
Die Säulen durch bzw. mit Natur- und anderen Materialien (z. B. Ton) symbolisieren lassen.

Lit.: H. Petzold: Integrative fokale Kurzzeittherapie (IFK) und Fokaldiagnostik. Prinzipien, Methoden, Techniken. In: Integration und Kreation, S. 267–339

Thema: »Meine Prioritäten«
Stichwort: Identitätsentwicklung

Anwendungsbereiche
Einzel- und Gruppenarbeit, Jugend- und Erwachsenenbildung, Klinik, Supervision.

Ziele
Bewusstwerden von Prioritätensetzungen im Lebensalltag, Verstehen der dahinter liegenden Strukturen, Entscheidungen als veränderbar erfahren.

Beschreibung / Instruktionen
Bei der einführenden Imagination geht es um das Wahrnehmen von persönlichen Prioritätensetzungen im Lebensalltag (in Bezug auf Beziehungen: Familie, Freunde, Kollegen – Freizeit – Arbeit). Anschließend wählt der Protagonist für jeden der drei Lebensbereiche eine farbige Stoffbahn aus. Die Farbwahl soll der gegenwärtig erlebten Gewichtung im Alltag entsprechen. Zur Visualisierung der drei Bereiche sammelt er entsprechende Materialien (Fotos, kleine Zeichnungen, Bilder aus Zeitschriften, kleine Objekte usw.), die auf der jeweiligen Stoffbahn möglichst leicht befestigt werden. Abschließend werden die Bahnen so aufgehängt, dass die Gewichtung der Lebensbereiche deutlich wird. Die Materialien und Bilder können so auf spielerische Weise jederzeit variiert und ergänzt werden.

Bearbeitungstechniken
Gemeinsame Exploration der Prioritätenbildung unter Berücksichtigung des emotionalen Gehalts. Bedeutungen, Wertigkeiten, Ausgewogenheit bzw. Unausgewogenheit der Bereiche, Perspektiven herausarbeiten. Anwendung der direkten Identifikation und / oder Dialogtechnik zwischen den Lebensbereichen (z. B. Freizeit – Arbeit), Stoffbahnen möglicherweise umgestalten lassen.

Materialien
Auswahl von einfarbigen, ca. 2 m langen, 50 cm breiten Stoffbahnen, Mal- und Zeichenutensilien, Fotos, Zeitungsausschnitte, kleine Objekte, Stoffe, Holz, Bänder usw.

Variation
Umgestaltung der Stoffbahnen unter dem Aspekt »Meine Prioritäten in der Vergangenheit, Gegenwart, Zukunft«.

Thema: Körperbild »body-chart«
Stichwort: Körperbewusstsein

Anwendungsbereiche

Einzel- und Gruppenarbeit, Kinder-, Jugend- und Erwachsenenbildung, Klinik.

Ziele

Förderung der Körperwahrnehmung und Formung der Leiblichkeit. Vergegenständlichung und Bewusstwerdung über das eigene Körperempfinden und Körperbild. Gewinn von Selbstbewusstsein durch Ausdruck des individuell Eingeprägten.

Beschreibung / Instruktionen

Es geht darum, nach vorheriger Entspannung und Imagination ein Körperbild zu gestalten (Reise durch den Körper unter besonderer Berücksichtigung des emotionalen Bezuges zu einzelnen Körperbereichen). Als Grundlage dient eine »leibhaftige« Umrisszeichnung des eigenen Körpers auf einem großen Bogen Papier, die vor der Imagination angefertigt wird. Diese Zeichnung kann z. B. an eine Wand gehängt werden oder auf dem Boden liegen und dann im Stehen gestalterisch bearbeitet werden.

Bearbeitungstechniken

Exploration der Gestaltung unter besonderer Berücksichtigung einzelner Körperbereiche, die z. B. als angenehm, kraftvoll oder schmerzhaft, unangenehm, möglicherweise auch gar nicht empfunden werden (z. B. Energieströme, Energieverdichtungen, Defizite, Anästhesierungen, Blockaden), Anwendung der Dialog- und Identifikationstechnik.

Materialien

Große Papierrolle, Malutensilien, Material für Montagearbeiten (Schere, Klebe, Illustrierte, Fotos, Fäden, unterschiedliche Papiere, Folien, Stoff-, Tapetenreste, Blumendraht usw.)

Variation

Siehe auch »Das Beschwerde-Bild«, »Relationales Körperbild«.

Lit.: H. Petzold, I. Orth: Körperbilder in der Integrativen Therapie. In: Integrative Therapie 1–2/1991, S. 117–146

Thema: »Ich-Funktionsdiagramm«
Stichwort: Ich-Stärke

Anwendungsbereiche

Einzel- und Gruppenarbeit, Klinik.

Ziele

Analyse der Ich-Funktionen und Ich-Prozesse, wie sie in der zwischenmenschlichen Kommunikation im Alltag deutlich werden – Exploration der Ich-Stärke – der Funktionsfähigkeit des Ichs. Die Technik bezieht sich auf die primären Ich-Funktionen (Wahrnehmen, Fühlen, Memorieren, Wollen, Denken, Handeln, Kommunizieren, Synthetisieren) und den Prozess des Zusammenspiels aller Ich-Funktionen.

Beschreibung / Instruktionen

Nachdem sich der Klient genügend Zeit gelassen hat, um mit einzelnen Ich-Funktionen in Kontakt zu kommen (z. B. mit eigenen Erfahrungen, inneren Bildern, auftauchenden Atmosphären), beginnt er diese mit zeichnerischen, malerischen Mitteln, Texten oder Mitteln des Collagierens zum Ausdruck zu bringen. Es empfiehlt sich, einen vorbereiteten Fragebogen während des Arbeitens dabei zu haben, um sich zwischendurch immer wieder an den vorgegebenen Fragestellungen orientieren zu können. Alles, was dem Klienten während des Gestaltens in den Sinn kommt, sollte dargestellt werden.

Bearbeitungstechniken

Da Begrenzungen des Ichs manchmal schwer auszuhalten sind, ist es ausgesprochen wichtig, vor dem Einsatz des Ich-Funktionen-Diagramms zu entscheiden, in welcher Form dieses Instrument zum Einsatz kommen kann. Man könnte den Fokus z. B. auf die Bearbeitung einzelner Ich-Funktionen richten und dabei deutlich werdende emotionale/kognitive Muster oder Gleichgewichts- bzw. Ungleichgewichtsverhältnisse herausarbeiten. Folgende Fragen bieten sich für die Bearbeitung der Ich-Funktionen an:

- Was ist gesund und muss erhalten werden?
- Was ist gestört und muss »restituiert« werden?
- Was fehlt, muss deshalb bereitgestellt werden?
- Was wäre möglich und müsste erschlossen werden?

Materialien
Ölkreiden, Papier (Format DIN A2)

Variation
Bearbeitung einer »Ich-Funktion« je nach Indikation.

Lit.: H. Petzold, I. Orth: Kreative Persönlichkeitsdiagnostik durch »mediengestützte Techniken« in der Integrativen Therapie und Beratung. In: Integrative Therapie 4/1994, S. 340–391

Thema: »Relationale Körperbilder«
Stichwort: Körperbewusstsein

Anwendungsbereiche
Einzel- und Gruppenarbeit, Jugend- und Erwachsenenbildung, Klinik.

Ziele
Wahrnehmung und Verstehen von Ressourcen und Verletzungen im Bereich der Leibsozialisation/Zwischenleiblichkeit.

Beschreibung / Instruktionen
Die Arbeit beginnt mit einer Einstimmung auf die eigene Leibsozialisation bzw. auf damit verbundene Gefühle, Atmosphären, Szenen, Bilder. In den möglichst offen gehaltenen Anregungen während der Imagination kann es z. B. um Beziehungen zu Eltern oder anderen wichtigen Personen in der Pubertät gehen. (Wie haben sie auf mich gewirkt, ihre Blicke, Zuwendungen, Bemerkungen? Wie habe ich ihre Leiblichkeit erlebt? Wie ging es mir mit ihnen?) Anschließend bringt der Protagonist Gefühle, Empfindungen, Bilder, die während der Imagination und/oder danach auftauchten, mit bildnerischen Mitteln zum Ausdruck. Anders als beim »body-chart« entwickeln sich die Umrisse des Körpers im Rahmen des Gestaltungsprozesses.

Bearbeitungstechniken
Gemeinsame Exploration der Darstellung, vertiefende Bearbeitung mit Hilfe der Identifikations- und Dialogtechnik.

Materialien
Papier, Ölkreiden, Malutensilien

Variation
Bildnerische Gestaltung eines Elternteils bzw. einer wichtigen Person, die in der Sozialisation prägend war und In-Beziehung-Setzung zur eigenen Körperdarstellung.

Lit.: H. Petzold: Integrative Therapie, Bd. III. S. 1151–1230

Thema: »Selbstbilder – Ich Selbst – mein Selbst«
Stichwort: Selbstbewusstsein

Anwendungsbereiche

Einzel- und Gruppenarbeit, Jugend- und Erwachsenenbildung, Supervision, Coaching.

Ziele

Analyse von Persönlichkeitsinventaren: Selbstwertgefühl, Selbstgefühl, Selbstzweifel, Selbstzufriedenheit, Selbstgewissheit und deren Kontexte im Lebenskontinuum.

Beschreibung / Instruktionen

Der Klient erhält die Vorgabe, ein Bild zu dem Thema »Ich Selbst« oder »Mein Selbst« zu gestalten. Die Arbeit beginnt mit einer Einstimmung, in der es darum geht, ein Gefühl für sich selbst zu bekommen, so wie es sich im Moment darstellt, und ferner Eigenheiten, Verhaltensweisen im Umgang mit anderen wahrzunehmen. Bei der anschließenden Gestaltung sollten Möglichkeiten der symbolischen Darstellung, der Wirkung von Farben, Formen, Materialien und der Komposition genutzt werden. Wichtig ist, dass mit viel Zeit gearbeitet wird, damit der Klient mit sich selbst in Kontakt kommen kann. Denkbar wäre auch die Durchführung einer Fantasiereise bzw. einer einleitenden Fragestellung zum Selbstbild (z. B. wie sehe ich mich durch meine Augen?).

Bearbeitungstechniken

Bearbeitung der Darstellung aus der inneren Resonanz heraus (s. Kap. Arbeitshilfen). Zur Fokussierung bieten sich unter Umständen die Gestaltung eines Gedichtes, Textes oder einer Tonfigur an.

Materialien

Papier, Malutensilien, Kreiden, Material zum Collagieren/Montieren

Lit.: H. Petzold, I. Orth: Kreative Persönlichkeitsdiagnostik durch »mediengestützte Techniken« in der Integrativen Therapie und Beratung. In: Integrative Therapie 4/1994, S. 340–391

Thema: »Spuren meiner Weiblichkeit / Männlichkeit«
Stichwort: Geschlechtsidentität, Sexualität

Anwendungsbereiche

Einzel- und Gruppenarbeit, Jugend- und Erwachsenenbildung, Klinik.

Ziele

Geschlechtsidentität fördern, Wahrnehmen und Verstehen von Kraftquellen, Ressourcen, leiblich-sinnlichen Empfindungen, Tabus, Wertungen, von Blockaden und Verletzungen im Verlauf der eigenen Geschlechtsentwicklung, von Bedürfnissen, Hoffnungen, Perspektiven. Akzeptanz der eigenen Sinnlichkeit, Sexualität.

Beschreibung / Instruktionen

Nach einer geleiteten Rückbesinnung (s. Kap. Arbeitshilfen) auf die Entwicklung der eigenen Geschlechtlichkeit/Sexualität/Sinnlichkeit geht es um die Gestaltung von drei prägenden Erfahrungen, Szenen, Empfindungen (wenn möglich aus der Kindheit – Pubertät – Erwachsenenzeit). Bei der bildnerischen Umsetzung können stärkende und/oder schmerzhafte Momente ebenso zum Tragen kommen wie Tabus, Bedürfnisse, Sehnsüchte. Der Protagonist entscheidet, mit welchen Medien und Materialien er arbeiten möchte.

Bearbeitungstechniken

Gemeinsame Exploration der Arbeit – möglicherweise mit Hilfe der Identifikationstechnik. Dabei wäre die Bearbeitung folgender Themen denkbar: stärkende – schmerzhafte Erfahrungen im Verlauf der Entwicklung zur Frau/zum Mann, Wiederholungen, Akzeptanz des Körpers, der Sinnlichkeit, Sexualität, Tabus, Sehnsüchte, Bedürfnisse, Perspektiven.

Materialien

Papiere, Mal- und Zeichenutensilien, Collagematerialien, Kartons, Pappen, Ton, Gips, Maschendraht, Stoffe, Naturmaterialien, Band, Werkzeuge

Variation

Für Gruppen: Es geht darum, dass jeder einen Aspekt seiner Weiblichkeit/Männlichkeit in der Gruppe zeigt (»Ich zeige mich z. B. mit meiner sinnlichen, verführerischen, kämpferischen, mütterlichen/väterlichen Seite oder in einer Rolle, die meinen Träumen und Sehnsüchten entspricht.«) Die Darstellung kann z. B. in Form eines Tanzes, einer Bewegung, einzelner Sätze, eines Liedes, eines kleinen Dialoges auf der Bühne erfolgen.

Lit.: H. Nitsch-Berg, H. Kühn: Kreative Medien und die Suche nach Identität. Bd. II, S. 263f

Thema: »Innenwelt und Außenwelt«
Stichwort: Identitätsbildung

Anwendungsbereiche

Einzel- und Gruppenarbeit, Jugend- und Erwachsenenbildung, Klinik.

Ziele

Bewusstseinsbildung über die Innen- und Außenwelt, Wahrnehmen und Verstehen von Introjekten in der Innenwelt, von Gleichgewichts- bzw. Ungleichgewichtsverhältnissen zwischen beiden Welten, Bestätigung bzw. Förderung der inneren Welt als Raum zur Identitätsentwicklung, Balance zwischen Innen- und Außenwelt.

Beschreibung / Instruktionen

Es geht zunächst um das Wahrnehmen von Empfindungen, Gefühlen, Bildern und Atmosphären, die der Klient mit seiner Innenwelt und der Welt, die ihn umgibt in Verbindung bringt (z. B. wie erlebe ich meine innere und meine äußere Welt?). Das während der Imagination Wahrgenommene bzw. Erlebte soll anschließend in Form eines Bildes mit malerischen oder zeichnerischen Mitteln (z. B. gegenständlich, abstrakt) zum Ausdruck gebracht werden (evtl. in einem inneren und einem äußeren Kreis).

Bearbeitungstechniken

Erläuterung durch den Protagonisten mit vertiefenden, explorativen Fragen des Therapeuten (Stärken, Ressourcen, schädigende Introjekte, Konflikte? Gleichgewichts- bzw. Ungleichgewichtsverhältnisse?), (unter gestalterischen Aspekten: Größenverhältnisse, Form- und Farbgebung, Berührungspunkte, Überlagerungen, Symbolik). Bearbeitung erfolgt evtl. mit direkter Identifikation und/oder Dialogtechnik.

Materialien

Papier, Mal- und Zeichenutensilien

Variation

Innen- und Außenwelt in Form einer Rauminstallation symbolisieren lassen.

Thema: »Selbstaktualisierung«
Stichwort: Selbstaktualisierung

Anwendungsbereiche

Einzel- und Gruppenarbeit, Klinik.

Ziele

Erkennen und Erfassen einer Grundstruktur durch selbstaktualisierende Verlaufsgestalten, Wahrnehmung und Bewusstwerdung von Widerständen, diffusen Stimmungen (»nichts Fassbares«), Übertragungen in der therapeutischen Beziehung.

Beschreibung / Instruktionen

Ausgabe von acht Blättern (Format DIN A4) und einem Bleistift. Nach einer kurzen Entspannung, bei der es um eine Fokussierung auf gegenwärtige Gefühle und Stimmungen geht, erfolgt die Aufforderung, das Wahrgenommene in 15 Sekunden »wegzuzeichnen«. Im Anschluss wird das Gezeichnete betrachtet und erspürt. Ein Bereich aus der Zeichnung, der als besonders ansprechend erlebt wird, soll zum Ausgangspunkt einer neuen Darstellung gemacht werden, für deren Herstellung der Protagonist nur eine Minute zur Verfügung hat. Die Gesamtdauer der Gestaltungsarbeit beträgt etwa 15 Minuten (Beschreibung mit Beispiel s. Lit.).

Bearbeitungstechniken

Kommentar des Zeichners, gemeinsame Exploration, möglicherweise Einbeziehung der Beziehungsebene zwischen Klient und Therapeut.

Materialien

Papier (Format DIN A4), Bleistift

Lit.: A. Reiter: Selbst-aktualisierende Entwicklungsgestalten in Bildserien. In: G. Schottenloher (Hrsg.): Wenn Worte fehlen, sprechen Bilder. Bd. I, S. 160–165

Thema: »Selbstporträt«
Stichwort: Identitätsbildung

Anwendungsbereiche

Einzel- und Gruppenarbeit, Kinder-, Jugend- und Erwachsenenbildung, Klinik.

Ziele

Wahrnehmen und Verstehen des eigenen Gesichtes als Abbild von Lebensgeschichte, als Spiegel innerer Befindlichkeiten, Selbstwahrnehmung und Fremdwahrnehmung.

Beschreibung / Instruktionen

Die Teilnehmer stellen sich selbst unmittelbar, nachdem sie sich im Spiegel betrachtet haben, bildnerisch dar. Als Ausgangspunkt dienen Empfindungen, Gefühle, Bilder, Szenen, Atmosphären, die beim Betrachten des Spiegelbildes aufgetaucht sind. Diese sollen mit Hilfe von Farben, Formen, Symbolen zum Ausdruck gebracht werden. Abschließend erhält das Bild einen Titel.

Bearbeitungstechniken

Vorstellen des Exponates durch den Protagonisten, gemeinsame Bearbeitung: biografische Bezüge herstellen, Bedeutungen, Wertigkeiten herausarbeiten, evtl. mit direkter Identifikation.
Möglichkeiten der Weiterarbeit: Entwicklung eines Dialoges, Gestaltung eines Gegenbildes mit Farben, Gestaltung eines Tonkopfes, durch den einzelne Bereiche verstärkt, ergänzt oder in der Umkehrung dargestellt werden können.

Materialien

Papier, Malutensilien, Kreiden, Spiegel

Variationen

- In der einstimmenden Imagination geht es um eine Vorstellung des Gesichtes von innen heraus. Die Teilnehmer werden dazu angeregt, sich nacheinander auf unterschiedliche Gefühle (z. B. Freude, Angst, Wut, Trauer) einzustimmen und eine jeweils entsprechende Mimik sowie dabei auftauchende Farben vorzustellen. Im Anschluss an die Imagination soll eines der Gefühle (möglicherweise auch zwei) in Form eines farbigen Selbstporträts zum Ausdruck gebracht werden.

- Speziell für Kinder: Großformatige malerische Gestaltung eines »freundlichen«, »lieben«, »starken« bzw. eines »unheimlichen« Monsters. Inhaltliche und gestalterische Aspekte beschreiben lassen. Denkbar wäre auch eine Namensfindung für das/die Monster und die Entwicklung einer Fantasiegeschichte.
- Bildnerische Umgestaltung eines Porträtfotos aus der inneren Resonanz heraus.

Thema: »Familienwappen«
Stichwort: Identitätsbildung

Anwendungsbereiche
Einzel- und Gruppenarbeit, Kinder-, Jugend- und Erwachsenenbildung, Klinik.

Ziele
Vergegenwärtigung der eigenen (Herkunfts-)Familie.

Beschreibung / Instruktionen
Die Einstimmung auf das Thema erfolgt anhand von Fragestellungen:z. B. Wenn deine Familie eine Farbe wäre, ein Tier, eine Pflanze/Gewächs, was wäre sie dann? Welche Werte kennzeichnen deine Familie? Im Sinne der Antworten entwickelt der Protagonist ein Familienwappen und stellt es bildnerisch dar.

Bearbeitungstechniken
Vorstellung durch den Protagonisten: Wie fühlt sich der Protagonist mit (hinter) dem Wappen, wie ohne das Wappen? »Sharing«.

Materialien
Papier, Mal- und Zeichenutensilien

Variation
Das Familienwappen kann auch als Objekt oder als Collage in Form eines Pappschildes gestaltet werden.

Thema: »Spuren«
Stichwort: Identitätsbildung

Anwendungsbereiche

Einzel- und Gruppenarbeit, Jugend- und Erwachsenenbildung, Klinik.

Ziele

Erinnerungsarbeit, Wahrnehmen und Verstehen von Lebensgeschichte und Gelebtem, Identitätsentwicklung.

Beschreibung / Instruktionen

Der Klient sucht aus einer Sammlung von persönlichen Fotos bzw. Kopien (z. B. aus Fotoalben), Briefen, Erinnerungsstücken (z. B. Eintrittskarten, Fahrkarten, Aufkleber), Ansichtskarten, Tagebuchauszügen, Kinderbildern, möglicherweise auch Skizzen, kleinen persönlichen Geschenken diejenigen heraus, die für ihn bedeutsam sind. Gefühle, Empfindungen, Gedanken und Erinnerungen, die beim Betrachten des Materials auftauchen, werden in Form eines emotionalen Protokolls festgehalten. Er entscheidet sich anschließend, welche »Spuren« aus seiner Lebensgeschichte er zeigen und wie er diese gewichten, präsentieren und würdigen möchte (z. B. Erinnerungsstücke, die starke Emotionen auslösen, die positiv oder negativ besetzt sind).
Wichtig ist, dass der Klient für diese Erinnerungsarbeit genügend Zeit zur Verfügung hat.

Bearbeitungstechniken

Präsentation der Arbeit. Gemeinsame Besprechung der während des Arbeitsprozesses deutlich gewordenen Gefühlsqualitäten, Erinnerungen, Wertungen (in Bezug auf einzelne Fundstücke und das Gesamtwerk). Bedeutungsgehalt und biografische Bezüge (zur Vergangenheit, Gegenwart und Zukunft) herausarbeiten. Eventuell Identifikations- und/ oder Dialogtechnik anwenden, Fokussierung.

Materialien

Persönliche Sammlung von Fotos bzw. Kopien (z. B. aus Fotoalben), Briefe, Erinnerungsstücke (Eintrittskarten, Fahrkarten, Aufkleber), Ansichtskarten, Tagebuchauszüge, Kindermalereien, kleine persönliche Geschenke mit hohem Bedeutungswert, Mal- und Zeichenutensilien, Schreibpapier, evtl. verschiedenfarbige Papiere für die Präsentation usw.

Thema: »Mein Leben in 10 Jahren«
Stichwort: Identitätsentwicklung

Anwendungsbereiche

Einzel- und Gruppenarbeit, Kinder-, Jugend- und Erwachsenenbildung, Klinik, Supervision.

Ziele

Förderung der Selbstwahrnehmung, Bewusstheit in Bezug auf Wünsche, Zukunftsfantasien, Perspektiven, Analyse des Verhältnisses von Traumwelt und Realität. Wahrnehmen und Verstehen verinnerlichter Normen, Bewertungs- und Verhaltensmustern, die einer Realisierung von Wünschen entgegenwirken.

Beschreibung / Instruktionen

Bei der Einstimmung auf das Thema geht es darum, dass der Klient ausgehend von der Gegenwart ein inneres Bild, eine Fantasie von seiner persönlichen Lebenssituation in 10 Jahren entwickelt. Die während der Imagination aufgetauchten Bilder, Szenen, Empfindungen und Gefühle sollen anschließend mit Mitteln der Montage/Collage und/oder Malerei zum Ausdruck gebracht werden. Bei der malerischen Darstellung könnte eher die Auseinandersetzung mit Emotionen im Mittelpunkt stehen, während das Arbeiten mit Illustriertenmaterial unter anderem die Möglichkeit eines kognitiven Zugangs bietet bzw. bei bestimmten Techniken des Eingreifens (zerreißen, übermalen, zerknüllen, zerschneiden usw.) eine Kombination aus beidem.

Bearbeitungstechniken

Gemeinsame Exploration, evtl. mit direkter Identifikation arbeiten. Es wird bei der Bearbeitung immer auch um das Verhältnis von Zukunft, Gegenwart und Vergangenheit gehen (Wie sehe und empfinde ich meine gegenwärtige Lebenssituation? Welche Wünsche, Fantasien, Perspektiven in Bezug auf die Zukunft habe ich? Wie bewerte ich ihre Realisierung? Was ist hilfreich? Was behindert mich? usw.).

Materialien

Papiere, Malutensilien, Illustrierte, Schere, Kleber

Thema: »Ich – Du – Wir«
Stichwort: Identitätsbildung

Anwendungsbereiche
Einzel- und Gruppenarbeit, Jugend- und Erwachsenenbildung, Klinik.

Ziele
Förderung von Selbstbewusstsein, Rücknahme von Projektion.

Beschreibung / Instruktionen
Der Klient wird aufgefordert, mit Aquarellfarben auf drei saugfähigen Blättern auszudrücken, was er mit den Themen »Ich« – »Du« – »Wir« in Verbindung bringt. Er sollte mit dem Thema beginnen, zu dem er den leichtesten Zugang findet oder das für ihn am einfachsten darzustellen ist.

Bearbeitungstechniken
Auswertungsgespräch unter Berücksichtigung der Reihenfolge, der gestalterischen (Farbe – Form – Komposition) und inhaltlichen Aussagen (wird das erlebte »Du« oder das eigene abgelehnte »Ich« im »Du« dargestellt [Schatten?], oder das eigene »Ich«-Ideal im »Du«? Wie stellt sich das »Wir«, das aus »Ich« und »Du« entsteht, dar? Als Zweierbeziehung, als Gruppe?).

Materialien
Papier (Format DIN A4), Aquarellfarben, Pinsel usw.

Variation
Eventuell symbolisierte Form der Darstellung unter Verwendung von Gegenständen, verschiedenen Materialien.

Lit.: E. Grätz: Zeichnen aus dem Unbewussten

Thema: »Kindheits-, Erwachsenen- und Eltern-Ich«
Stichwort: Identitätsentwicklung

Anwendungsbereiche

Einzel- und Gruppenarbeit, Jugend- und Erwachsenenbildung, speziell: Supervision.

Ziele

Bedürfnisanalyse, Bewusstsein über das Verhältnis zu den »Ich«-Zuständen entwickeln, Integration und Balance zwischen Wunsch und Pflicht.

Beschreibung / Instruktionen

Nach vorheriger Einstimmung auf das Thema gestalten die Teilnehmer drei untereinander angeordnete größere Kreise, die jeweils einen »Ich«-Zustand im Sinne eines Schemas der Transaktionsanalyse nach Eric Berne (s. Lit.) symbolisieren sollen.
Im unteren Kreis »Kindheits-Ich« finden alle Gefühle, Verhaltensweisen einen Platz, die mit der Kindheit verbunden sind.
In den oberen Kreis »Eltern-Ich« sollen die Botschaften, Verhaltensweisen, Gefühle einfließen, die der Klient mit seinen Eltern bzw. direkten Autoritätspersonen erlebt hat. Im mittleren Kreis »Erwachsenen-Ich« geht es um Erlebnisse, Gefühle, Verhaltensweisen usw., die etwas mit eigenen Entscheidungen, persönlichen Zielen und Bewertungen zu tun haben. Die Kreise können mit malerischen bzw. zeichnerischen Mitteln (Bilder, einzelne Symbole) und/oder durch Wörter, Sätze gestaltet werden.
Grundsätzlich können die Ich-Zustände auch im Sinne der Instanzen »Es« – »Ich« – »Über-Ich« betrachtet werden.

Bearbeitungstechniken

Besprechung der Exponate im Sinne der oben genannten Ziele unter Verwendung der Identifikations- und Dialogtechnik (sowohl in Bezug auf einzelne Bildelemente innerhalb eines Kreises als auch zwischen den einzelnen »Ich«-Zuständen). In der Regel wird es sinnvoll sein, die »unterentwickelten« »Ich«-Zustände zu vergrößern bzw. zu stärken und nicht die stärker ausgeprägten Bereiche zu verkleinern. Desgleichen sollten je nach Bedarf z. B. destruktive, internalisierte Botschaften durch konstruktiv wirkende ersetzt werden.

Materialien
Malutensilien, Stifte, Papiere

Variation
Je nach Indikation, Gestaltung einer Tonarbeit zu einer der Fragestellungen: Wie fühle ich mich im Kinder-Ich, im Erwachsenen-Ich oder im Eltern-Ich? Das entsprechende Gefühl soll in den Ton hineingearbeitet werden.

Lit.: E. Berne: Spiele der Erwachsenen

Thema: »Mein Land und seine Grenzen«
Stichwort: Kontakt

Anwendungsbereiche
Einzel- und Gruppenarbeit, Kinder, Jugend- und Erwachsenenbildung, Klinik.

Ziele
Wahrnehmen und Verstehen des eigenen Kontaktverhaltens, der eigenen Grenzen, des Schutzbedürfnisses.

Beschreibung / Instruktionen
Auf einem großen Bogen Papier wird nach einer kurzen Einstimmung ein Land gestaltet, dessen Grundrisse, Begrenzungen, Landschaften und Bebauungen den eigenen Vorstellungen, Bedürfnissen entsprechen. (Wie könnte mein Land aussehen? Wie groß soll es sein? Wie schütze ich es?)

Bearbeitungstechniken
Gemeinsame Exploration der Arbeit unter den Aspekten der Grenze, des Schutzes, des Regulierens von Kontakt.

Materialien
Malutensilien, denkbar wären auch verschiedene Materialien zum Collagieren, Papier (Format: DIN A1)

Lit.: H. Petzold, I. Orth (Hrsg.): Die neuen Kreativitätstherapien. Bd. 2, S. 1076

Thema: »Psychogeografische Landkarte«
Stichwort: Identitätsbildung und Lebenskontinuum

Anwendungsbereiche

Einzel- und Gruppenarbeit, Jugend- und Erwachsenenbildung, Klinik.

Ziele

Vergegenwärtigung der Ist-Soll-Lebenssituation, Lebensplanung.

Beschreibung / Instruktionen

Bei dieser Aufgabe geht es um die Gestaltung von drei verschiedenen Landkarten. Die Arbeit beginnt mit einer Vergegenwärtigung der aktuellen Lebenssituation: Was bestimmt und beeinflusst das Leben? (Leiblichkeit, Beziehungen, Arbeit, Leistung, Spiel, materielle Situation und Ökologie, Werte). Dazu soll eine Landkarte gestaltet werden, die diese Situation symbolisiert = das Gegenwartsland.

In einem zweiten Schritt erfolgen eine Rückschau auf die Kindheit /Jugend, den bisherigen Lebensweg und eine entsprechende symbolische Darstellung = das Hinterland.

Abschließend geht es um eigene Ziele und Perspektiven: Wo will ich hin? Wie soll das aussehen? Wo zieht es mich hin? und um eine entsprechende symbolische Gestaltung = das Zukunftsland.

Bearbeitungstechniken

Beschreibung des emotionaler Gehalts, der Verankerung im Leben des Klienten. Als Ausgangspunkt dient das Gegenwartsland. Identifikation und Dialogtechnik zwischen den »Ländern«.

Materialien

Papier und Malutensilien

Variation

Die Aufgabe kann auch mit Mitteln der Collage bzw. Montage umgesetzt werden.

Thema: »Bereiche des Weltbezuges«
Stichwort: Identitätsförderung

Anwendungsbereiche

Einzel- und Gruppenarbeit, Jugend- und Erwachsenenbildung, Klinik.

Ziele

Bewusstseinsförderung in Bezug auf persönliche Zuschreibungen (Typologisierung nach Eduard Spranger: der theoretische Mensch, der ökonomische Mensch, der ästhetische Mensch, der soziale Mensch, der Machtmensch, der religiöse Mensch).

Beschreibung / Instruktionen

Zur Einstimmung werden Merkmale für die unterschiedlichen Kategorien (s. Typologisierung oben) zusammengetragen und in Bezug auf den jeweiligen Stellenwert, den sie im Leben des Protagonisten haben, hinterfragt (bin ich jemand, der seine Umwelt vorrangig unter ästhetischen Gesichtspunkten betrachtet, einordnet und entsprechend handelt? Welche Rolle spielen z. B. persönlicher Ehrgeiz, das Interesse Machtpositionen zu übernehmen, sozial tätig zu sein? Wie groß ist der Anteil dieser Aspekte im Verhältnis zu den übrigen in meinem Leben?). Bei der gestalterischen Aufgabe geht es zunächst darum, die einzelnen Kategorien anhand von einzuzeichnenden Vektoren (»Kuchenabschnitte«) so innerhalb eines großen Kreises aufzuteilen, wie sie für die eigene Person zutreffen und sie anschließend symbolisch darzustellen.

Bearbeitungstechniken

Gemeinsame Besprechung der Arbeit (Gewichtung, Symbolgehalt usw.) unter Einbeziehung emotionaler und kognitiver Bezüge und damit einhergehender biografischer Verknüpfungen. Klärung der Frage, welche Bereiche als mangelhaft bzw. bedürftig empfunden und angesehen werden.

Materialien

Papier, Mal- und Zeichenutensilien

Thema: »Ressourcenfarbe«
Stichwort: Stabilisierung

Anwendungsbereiche

Einzel- und Gruppenarbeit, Kinder-, Jugend- und Erwachsenenbildung, Klinik.

Ziele

Krisenintervention, Zentrierung, leibnahes Erleben heilender Farbatmosphären.

Beschreibung / Instruktionen

Zunächst erfolgt die Auswahl einer als subjektiv angenehm empfundenen Wunschfarbe (eine Farbe, die mir »wohltut«). Anschließend wird ein großes Blatt Papier mit dieser Farbe ausgemalt (Kleister und Farbe, evtl. Fingerfarben, große Pinsel). Nach der Herstellung geht es um die sprachliche Vergegenwärtigung der Wirkungen/Eigenschaften, die mit der Farbe verbunden werden und von ihr ausgehen (»die Farbe beginnt zu sprechen«). Es folgt das subjektive »Eintauchen« in die Farbe, indem sich die Person auf das am Boden liegende bemalte Blatt stellt und die Farbe bzw. die mit ihr verbundene Atmosphäre/Bedeutung imaginativ »ganzkörperlich« in sich aufnimmt (innere Vorstellung, der ganze Körper sei mit dieser Farbe bemalt bzw. in dieser Farbe bekleidet).

Bearbeitungstechniken

Subjektiven Erlebnisbericht erfragen: Wie kann das mit dem jeweiligen Farberleben Verbundene in den Alltag transferiert werden? (Zum Beispiel Kleidungsstücke in dieser Farbe, Wohnungseinrichtung, Meditation zum Farbbild usw.)

Materialien

Großformatiges Papier, Dispersionsfarben, Fingerfarben, große Pinsel usw.

Variation

»Krafttier« malerisch darstellen, Eigenschaften imaginativ aufnehmen und einverleiben.

Thema: »Innere und äußere Ressourcen«
Stichwort: Stabilisierung

Anwendungsbereiche
Einzel- und Gruppenarbeit, Jugend- und Erwachsenenbildung, Klinik.

Ziele
Krisenintervention. Ich-Stärkung durch aktualisierte Verbindung zu den persönlichen Ressourcen.

Beschreibung / Instruktionen
Im Anschluss an eine einstimmende Entspannung und Imagination zu inneren und äußeren Ressourcen (s. Kap. Arbeitshilfen) geht es um ihre Darstellung, die z. B. in Form eines Mandalas, eines aufklappbaren Bildes erfolgen kann.

Bearbeitungstechniken
Vorstellung durch den Protagonisten, reflexives Gespräch (unter Berücksichtigung gestalterischer Aspekte: z. B. Farbgebung, Übergänge, Nahtstellen, Gewichtung, Bildaufteilung), emotionale und kognitive Aneignung durch direkte Identifikation mit den »Befähigern«.

Materialien
Papier, Malutensilien, Collagematerialien

Variationen
- Siehe auch »Rezeptive Arbeit mit Tarotkarten/Kunstpostkarten« und »Engel und andere Schutzgeister«.
- Gestaltung eines Schatzkästchens.

Thema: »Das Ressourcenfeld«
Stichwort: Stabilisierung

Anwendungsbereiche

Einzel- und Gruppenarbeit, Kinder-, Jugend- und Erwachsenenbildung, Klinik, speziell: Coaching von Führungskräften.

Ziele

Wahrnehmung und Förderung von Ressourcen im seelischen, geistigen, körperlichen Bereich, von Kraftquellen, von protektiven Faktoren im sozialen Umfeld. Erweiterung der Selbst- und Fremdwahrnehmung, Stärkung von positiven Selbstbildern, von Ich-Stärke.

Beschreibung / Instruktionen

Nach einer kurzen Imagination stellt jeder Teilnehmer unter Berücksichtigung der Eigen- und Fremdressourcen (Wer oder was war bisher in meinem Leben wichtig? Wer oder was hat mich unterstützt, gefördert? – z. B. Personen, Kenntnisse, Lebenserfahrungen, Copingstrategien, eigene Potenziale, Werte, einzelne Dinge, materielle Güter) sein »Ressourcenfeld« mit bildnerischen Mitteln dar. Dabei geht es unter anderem darum, ein »Feld«, einen »Raum« zu gestalten, indem sich der Teilnehmer wohlfühlen kann. Die jeweilige Bedeutung der Ressourcen soll dabei durch die Wahl der Farben, die Bildaufteilung zum Ausdruck gebracht werden.

Bearbeitungstechniken

Im pädagogischen Bereich steht der Herstellungsprozess im Mittelpunkt. Das Tun an sich hat schon eine stärkende bzw. heilende Wirkung. In therapeutischen Zusammenhängen kann die Bearbeitung unter Verwendung vier diagnostischer Leitfragen (was ist gesund, was krank, was fehlt, was wäre möglich – siehe auch Bearbeitungstechniken zum »Ich-Funktionsdiagramm«) oder mit Hilfe der Identifikationstechnik erfolgen.

Materialien

Malutensilien, Papiere, Pappen, Seidenpapiere, Folien, Stoffe, Fäden, Fotos usw.

Thema: »Engel und andere Schutzgeister«
Stichwort: Stabilisierung

Anwendungsbereiche
Einzel- und Gruppenarbeit, Kinder-, Jugend- und Erwachsenenbildung, Klinik.

Ziele
Krisenintervention, Kontakt und Verbindung zu Schutz und Sicherheit.

Beschreibung / Instruktionen
In der einstimmenden, imaginativen Lenkung zu einem subjektiven Ort der Ruhe und Sicherheit geht es um die Begegnung mit einem Schutzgeist/Engel (= Person, Idee, Gedanke, Symbol). Diese Thematik kann auch auf die Lebenszeitgeschichte bezogen werden (z. B. Schutzgeist im Kindesalter, Jugendalter, Erwachsenenalter, in den letzten fünf Jahren usw.). Anschließend soll das während der Imagination Erlebte gestalterisch umgesetzt werden.

Bearbeitungstechniken
Individuelle Vorstellung des Exponates. Subjektiven Bedeutungsgehalt wahrnehmen und erfassen lassen. Dialogtechnik: Wie spricht die Gestaltung zu dir und wie antwortest du ihr? Klärung der »Verfügbarkeit/des Nutzen« in der Gegenwart.

Materialien
Papier, Malutensilien

Variationen
- Zum Exponat ein Gedicht oder kurzen Text verfassen.
- Anstelle von Schutzgeistern können auch »Krafttiere« oder so genannte »Innere Beistände« verwendet werden. Tarotkarten (z. B. die »Karten der Kraft«) können ebenfalls als Hilfsmittel eingesetzt werden.
- Die Aufgabe könnte auch mit plastischen Mitteln umgesetzt werden.

Thema: »Mein ruhender Pol«
Stichwort: Stabilisierung

Anwendungsbereiche

Einzel- und Gruppenarbeit, Kinder-, Jugend- und Erwachsenenbildung, Klinik, Supervision.

Ziele

Bewusstsein über innere Ressourcen, Stärken bzw. Zerbrechlichkeit, Stressabbau, Förderung von Stabilität.

Beschreibung / Instruktionen

Die Übung kann mit einer Imagination zum Thema »Mein ruhender Pol« beginnen. Denkbar wäre aber auch, dass der Klient einen Ball als Hilfsobjekt verwendet (den er zwischen den Händen hält, bewegt und ertastet), um sich zu zentrieren, seinen ruhenden Pol zu finden und zu verstärken. Die während der Imagination bzw. im Umgang mit dem Ball aufkommenden Bilder, Gefühle, Empfindungen werden anschließend malerisch zum Ausdruck gebracht.

Bearbeitungstechniken

Gemeinsame Exploration des Bildes, z. B. Bearbeitung der Stabilität, Stärke bzw. Verletzlichkeit des ruhenden Pols, seiner Position bzw. Umgebung und des Bedeutungsgehalts im Lebensalltag.

Materialien

Papier, Malutensilien, Ball, Kugel, Stein

Variation

Gestaltung einer Kugel aus Ton (s. auch Variation zu »Tongestalten«).

Lit.: H. Petzold, I. Orth (Hrsg.): Die neuen Kreativitätstherapien, Bd. 2. S. 1075

Thema: »Der Rhythmus der Natur«
Stichwort: Stabilisierung / Hoffnung

Anwendungsbereiche

Einzel- und Gruppenarbeit, Kinder-, Jugend- und Erwachsenenbildung, Klinik.

Ziele

Vergegenwärtigung von Sicherheiten im Lebensvollzug trotz Wandlung und Veränderung, Hoffnung.

Beschreibung / Instruktionen

Die Arbeit beginnt mit einer Einstimmung auf einen Rhythmus der Natur: z. B. Frühling, Sommer, Herbst und Winter, Tag und Nacht, Sonnenauf- und Sonnenuntergang, Ebbe und Flut, morgens, mittags, abends. Anschließend geht es darum, den Prozess der immer wiederkehrenden, unterschiedlichen bzw. gegensätzlichen Naturerscheinungen z. B. in Form einer malerisch gestalteten Bildserie oder eines Mandalas darzustellen.

Bearbeitungstechniken

Erläuterung der Gestaltung. Vertiefend kann auch eine Aneignung nach der neuroimaginativen Technik (s. Lit.) erfolgen, d. h., der Protagonist stellt sich auf einzelne Exponate und nimmt dazu eine für ihn stimmige Körperhaltung ein, spürt den Empfindungen und Gedanken und dem Atemfluss dazu nach.
Gemeinsame Bearbeitung der wahrgenommenen Unterschiede zwischen einzelnen Naturerscheinungen und der Bedeutung des Wandels und der Wiederkehr für den Protagonisten. Wichtig ist, mit einem positiven Aspekt zu enden.

Materialien

Papier und Malutensilien

Lit.: E. Madelung, B. Innecken: Im Bilde sein

Thema: »Das Rahmenbild«
Stichwort: Stabilisierung

Anwendungsbereiche

Einzel- und Gruppenarbeit, Kinder-, Jugend- und Erwachsenenbildung, Klinik.

Ziele

Vermittlung von Sicherheit, Vertrauen. Unterstützung in einer schwierigen/schmerzvollen Situation.

Beschreibung / Instruktionen

In die Mitte eines Blattes wird eine schwierige/schmerzvolle Situation zeichnerisch oder malerisch dargestellt. Wichtig ist dabei, dass auf allen Seiten ein weißer, breiter Rand frei bleibt. Denkbar wäre auch, das gestaltete Bild durch einen zusätzlichen Rahmen zu erweitern.
Der Rahmen soll so gestaltet werden, dass all das, was Hoffnung und Trost vermittelt, Schutz und Ressourcen bedeutet, mit Farben und Texten dargestellt wird. Die schwierige Situation wird so in positive Erfahrungen, Ressourcen eingebettet und kann dadurch leichter ertragen und bearbeitet werden.

Bearbeitungstechniken

Vergegenwärtigung und aktive Aneignung der positiven Rahmengestaltung. Klärung der nächsten Schritte im Umgang mit der Situation.

Materialien

Papier, Mal- und Zeichenutensilien

Variation

Zu einem Schreckens- oder Angstbild wird ein ressourcenorientierter Text, ein Gedicht oder eine Gegendarstellung angefertigt.

Thema: »Gefühle in meinem Bauch«
Stichwort: Körperbewusstsein

Anwendungsbereiche
Einzel- und Gruppenarbeit, Jugend- und Erwachsenenbildung, Klinik.

Ziele
Katharsis und Ausdruck innerer Gefühlswelten, Klärung von Ambivalenzen und Belastungen.

Beschreibung / Instruktionen
Nach vorheriger Zentrierung, Wahrnehmung der Körpermitte und des Bauchbereiches geht es darum, den Lebensraum der Gefühle zu erspüren (s. auch Kap. Arbeitshilfen) und ihn anschließend zu gestalten. Dabei können gegensätzliche Gefühle, ein besonders starkes Gefühl oder eine Gruppe unterschiedlicher Empfindungen verdeutlicht werden. Das Material zur Bearbeitung des Themas sollte freigestellt werden.

Bearbeitungstechniken
Leitende Fragestellungen zum Exponat (s. auch Kap. Arbeitshilfen), Dialogtechnik.

Materialien
Papier, Malutensilien, Collagematerialien, Ton, Werkzeuge usw.

Variationen
- Zum Beispiel »body-chart« zur Vergegenwärtigung möglicher Konfliktbereiche im Leib.
- Vorlesen des kleinen Bilderbuches »Der Seelenvogel« von Michal Snunit, danach Aufforderung, ein Bild zum eigenen »Seelenvogel« zu malen.

Thema: »Mein Gefühlshaushalt«
Stichwort: Expression

Anwendungsbereiche

Einzel- und Gruppenarbeit, Kinder- Jugend- und Erwachsenenbildung, Klinik.

Ziele

Förderung der Ausdrucksfähigkeit, des Bewusstseins in Bezug auf Einstellungen und Umgang mit Grundgefühlen.

Beschreibung / Instruktionen

Die Aufgabe beginnt mit einer Bewegungsübung im Raum, bei der es um die Einstimmung auf unterschiedliche Gefühlsqualitäten geht:
Platz im Raum suchen – stehen bleiben – Augen schließen – Atem wahrnehmen – Standfestigkeit überprüfen – Stimmung wahrnehmen – Gefühl erspüren – sich von diesem Gefühl verabschieden – durch den Raum gehen – Vorstellen/ Eintauchen in ein Gefühl der **Freude** … es mimisch-gestisch, durch Haltung, Bewegung und Stimme zum Ausdruck bringen … stehen bleiben und nachspüren … (Welche Körperimpulse tauchten in mir auf? Wie war das für mich? Gab es dazu bestimmte Bilder, Szenen in mir?) – sich von diesem Gefühl verabschieden und weiter durch den Raum gehen … – sich nacheinander in gleicher Weise auf folgende Gefühle einlassen: **Trauer, Angst, Wut/Ärger, Liebe** – zum Abschluss stehen bleiben – Atem wahrnehmen – Standfestigkeit überprüfen – mögliche Veränderungen im Körper wahrnehmen.
Anschließend wählt der Klient eine der Gefühlsqualitäten aus (möglicherweise auch mehrere) und bringt sie mit malerischen oder plastischen Mitteln zum Ausdruck.

Bearbeitungstechniken

Bearbeitung der Exponate unter Berücksichtigung des persönlich Erlebten, der Gestaltung, der Akzeptanz bzw. Vermeidung von Gefühlsqualitäten, evtl. der Reflexion dazugehörender Sozialisationsaspekte sowie anzustrebender möglicher Veränderungen.

Materialien

Ton, Malutensilien, Papier

Variation

Nach einer entsprechenden Einstimmung verteilt der Protagonist die einzelnen Gefühlsqualitäten anhand von einzuzeichnenden Vektoren (»Kuchenabschnitte«) so innerhalb eines großen Kreises, wie sie für die eigene Person in der gegenwärtigen Lebenssituation zutreffen, und stellt sie anschließend gestalterisch dar.

Thema: »Das Gefühlshaus«
Stichwort: Integration

Anwendungsbereiche

Einzel- und Gruppenarbeit, Jugend- und Erwachsenenbildung, Klinik (besonders geeignet in der Borderline-Behandlung, s. Lit.).

Ziele

Ausdruck, Differenzierung und Strukturierung der inneren Gefühlswelt, Integration und Einordnung »schwieriger« Gefühle.

Beschreibung / Instruktionen

Vergegenwärtigung und Sammlung immer wiederkehrender Gefühlszustände. Zeichnerische oder malerische Gestaltung eines Hauses im Querschnitt, durch die ein Einblick in verschiedene Räume/Zimmer/Etagen möglich wird. In diese Räume sollen anschließend die verschiedenen Gefühle »einziehen«.

Bearbeitungstechniken

Erläuterung der Gestaltung, Verstärkung der Ressourcen durch den Therapeuten.

Materialien

Papier, Mal- und Zeichenutensilien

Lit.: A. Daszkowski: Alles unter einem Dach. Die integrative Funktion der Kunsttherapie in der stationären Borderline-Behandlung

Thema: »Problemsituationen und Kompetenzsituationen«
Stichwort: Stabilisierung

Anwendungsbereiche
Einzel- und Gruppenarbeit, Jugend- und Erwachsenenbildung, Klinik.

Ziele
Krisenintervention, positive Umgestaltung einer Problemsituation. Stärkung des Selbstbewusstseins, Angstreduzierung.

Beschreibung / Instruktionen
Vergegenwärtigung einer aktuell bedrängenden Problemsituation im Rahmen einer behutsam angeleiteten Einstimmung. Anschließend erfolgt die Herstellung eines farbigen Bildes zur Problematik, das in wenigen Minuten spontan angefertigt wird. In gleicher Weise Gestaltung von drei weiteren Bildern zu Situationen, in denen eine Lösung gefunden oder Fähigkeiten gespürt und gezeigt wurden (Kraft- und Kompetenzsituationen). Auslegung der Blätter in subjektiver Reihenfolge auf dem Boden. Aufforderung, sich zunächst auf das Problemblatt und danach auf jedes andere Blatt zu stellen, dabei in eine dazu passende Körperhaltung zu gehen. Gefühle dabei wahrnehmen. Danach alle drei Kompetenzbilder einsammeln, unter das Problembild legen und sich auf alle Blätter stellen. Wahrnehmen, was sich verändert, wenn die Kompetenzbilder das Problembild kontaminieren.

Bearbeitungstechniken
Subjektiver Erlebnisbericht, Fragestellungen zur Bewusstwerdung, Verankerung der erlebten Relativierung des Problems.

Materialien
Papier, Kreiden, Malutensilien

Variation
Aktive Gestaltung eines Problembereiches oder Problemgegenstandes unter besonderer Berücksichtigung der positiven Bedeutungen (z. B. Patientin »tagträumt« von einem »Henkersseil« mit der Aufforderung, sich damit umzubringen. Therapeutin regt an, die positiven [lebenserhaltenden] Nutzungsmöglichkeiten von Seilen zu zeichnen. Die Therapeutin zeichnet zum selben Thema mit. Es kann damit eine Auflösung der Bedrohung erreicht werden.)

Lit.: E. Madelung: Neuroimaginatives Gestalten. In: G. Schottenloher (Hrsg.) Wenn Worte fehlen, sprechen Bilder. Bd. II, S. 86–90

Thema: »Das Beschwerde-Bild«
Stichwort: Bestandsaufnahme

Anwendungsbereiche

Einzel- und Gruppenarbeit, Jugend- und Erwachsenenbildung, Klinik.

Ziele

»Ins Bild setzen« von körperlich-seelischen Beschwerden, um sich »ein Bild davon« machen zu können.

Beschreibung / Instruktionen

Nach vorheriger Zentrierung unter Berücksichtigung von körperlich-seelischen Beschwerden (evtl. »Reise durch den Körper« – s. Kap. Arbeitshilfen) geht es um die Anfertigung einer freien Zeichnung/Malerei zum Wahrgenommenen bzw. Erlebten, eingebettet in ein individuell gestaltetes Körperschema.

Bearbeitungstechniken

Aufklärungsgespräch unter besonderer Beachtung von Blockaden, Energiestaus, des Energieflusses, der Energiezentren, Traumata, Ressourcen sowie in Bezug auf Gestik, Mimik, Haltung usw. während des Gestaltungsprozesses (s. Kap. Arbeitshilfen) evtl. Dialogtechnik einsetzen. Nicht bei dem Krankheitsbild stehen bleiben, sondern positive Bewältigungsaspekte herausarbeiten. Eventuell dadurch zu einer neuen Gestaltung (Weiterführung) kommen.

Materialien

Papier, Mal- und Zeichenutensilien

Lit.: G. Schmeer: Krisen auf dem Lebensweg

Thema: »Imagination, Fantasiereisen«
Stichwort: Selbstwahrnehmung

Anwendungsbereiche

Einzel- und Gruppenarbeit, Kinder-, Jugend- und Erwachsenenbildung, Klinik, Supervision.

Ziele

Stimulierung der Fantasie, Förderung der Symbolisierungsfähigkeit – Entspannung – Reduktion von Stress, Anregung der Vorstellungskraft von Gefühlen, Befindlichkeiten, Erinnerungen, Aktivierung innerer Bilder und Erlebniswelten, bezogen auf Körper, Seele und Geist – z. B. Sensibilisierung für Körpererfahrungen, Symbolisierung von Konfliktpotential, Ängsten und Ressourcen, Vorstellung alternativer Handlungsmöglichkeiten.

Beschreibung / Instruktionen

Es gibt ein reichhaltiges Angebot an Imaginationen und Fantasiereisen zu den unterschiedlichsten Themenbereichen. So könnten z. B. folgende Themen als Anregung zur Entwicklung von Imaginationen bzw. Fantasiereisen dienen: »Meine Stärken – meine Schwächen«, »Tankstellen - Energiekiller«, »Quellen der Sicherheit – Quellen der Angst«, »Innere Beistände – innere Feinde«, »Ich wie ich bin, wie ich sein möchte und nicht sein darf«, »Die inneren Kinder«, »Licht und Schatten«, »Himmel und Erde« (wenn es um die Arbeit mit Polaritäten geht); »Reise durch meinen Körper«, »Gefühle in meinem Bauch« (zur Einstimmung auf den Körper) oder »Mein Krafttier« (zur Aktivierung der Vorstellungskraft in Bezug auf eigene Ressourcen).
Ziel ist, die Teilnehmer in einer ruhigen, entspannten Atmosphäre so anzuleiten, dass sie sich im Verlauf der Imagination bzw. Fantasiereise immer weiter entspannen und das Erzählte mit eigenen Bildern, Szenen, Atmosphären, Impulsen füllen können, und zwar unter Einbeziehung aller Sinne. Als hilfreich erweisen sich zusätzlich einige einführende Anleitungen zur körperlichen Entspannung. (»Zur Durchführung von Fantasiereisen« s. Kap. Arbeitshilfen) Die auf diesem Wege aktivierten Erlebnisse, Erfahrungen etc. können dann im Rahmen eines Symbolisierungsprozesses visuell dargestellt werden oder aber Thema eines therapeutischen, beratenden Gespräches sein.

Bearbeitungstechniken

Exploration des Gesamtwerkes bzw. einzelner Bildelemente in Bezug auf Ressourcen, Probleme, Krisen, Konflikte – unbearbeitete Teile, eigene Gewichtungen, Perspektiven. Für eine tiefende Bearbeitung bieten sich die Ausschnittsvergrößerung

(Fokussierung auf einen bedeutsamen Aspekt), die Verdeutlichung eines Gefühls in Form einer Bewegung, das Erfassen eines Konfliktes mit Hilfe der Dialogtechnik, der Identifikation oder eines Rollenspiels an.

Materialien

Papiere, Ölkreiden, Malutensilien, Material zum Collagieren bzw. Montieren

Thema: »Trauminsel«
Stichwort: Selbst-Entwicklung

Anwendungsbereiche
Einzel- und Gruppenarbeit, Kinder- Jugend- und Erwachsenenbildung, Klinik.

Ziele
Bewusstwerdung von Träumen, Sehnsüchten und Wünschen, Verhältnis zwischen Traumwelt und Realität wahrnehmen und verstehen, Integration und Realisierung von Fantasien im Lebensalltag fördern.

Beschreibung / Instruktionen
Die Aufgabe beginnt mit einer Imagination zum Thema »Trauminsel« (s. Kap. Arbeitshilfen). Der Protagonist wird anschließend aufgefordert, Bilder, Atmosphären, Szenen, Wünsche, die während der Einstimmung auftauchten und damit verbundene Empfindungen, Gefühle mit gestalterischen Mitteln auszudrücken.

Bearbeitungstechniken
Zusammen mit dem Protagonisten einen »Spaziergang« über die Trauminsel machen und dabei Erlebnisqualitäten, Bedeutungsinhalte und Bewertungsaspekte explorieren. Klärung der Frage, welche Anteile in der Alltagsrealität schon jetzt oder in naher Zukunft verwirklicht werden können.

Materialien
Malutensilien, Kreiden, Papier, Collagematerialien

Thema: »Traumbilder«
Stichwort: Selbstbewusstsein

Anwendungsbereiche

Einzel- und Gruppenarbeit, Jugend- und Erwachsenenbildung, Klinik.

Ziele

Bewusste Aneignung von Symbolisierungen in/aus Traumbildern.

Beschreibung / Instruktionen

Der Klient wird aufgefordert, seinen Traum »ins Bild zu setzen«, indem er eine bestimmte Szene, ein Traumsymbol oder die dem Traum zugrunde liegende Stimmung, das Grundgefühl bildlich darstellt.

Bearbeitungstechniken

Zum Beispiel Dialog bzw. Identifikation mit einzelnen Traumelementen, einen Titel zum Bild finden. Übertragung des gewonnenen Verständnisses auf die Lebenssituation und den Individuationsprozess. Eventuell eine dazu passende Affirmation im Sinne der Lösungsorientierung bilden. (Affirmation als sich selbst bejahender, bekräftender Satz, z. B. »ich gehe als Frau selbstbewusst durchs Leben«, oder: wenn ich Ärger fühle, drücke ich ihn auch aus.)

Materialien

Mal- und Zeichenutensilien, Papier

Thema: »Himmel und Erde«
Stichwort: Identitätsförderung

Anwendungsbereiche

Einzel- und Gruppenarbeit, Kinder- Jugend- und Erwachsenenbildung, Klinik.

Ziele

Wahrnehmen und Verstehen der subjektiven Bedeutung der Pole »Himmel« und »Erde«, ihres Verhältnisses zueinander und des persönlichen Standpunktes zu den Polen.

Beschreibung / Instruktionen

Der Gestaltungsarbeit geht eine Phase des freien Assoziierens zum Thema »Himmel und Erde« voraus. Die für den Einzelnen bedeutsamen Gedanken, Fantasien, Empfindungen und Gefühle werden anschließend mit bildnerischen Mitteln zum Ausdruck gebracht.

Bearbeitungstechniken

Gemeinsame Besprechung des Exponates. Klärung folgender Aspekte:

- Symbolik der Farben und Formen,
- subjektiver Bedeutungsgehalt,
- Gewichtungen: Gleichgewichts- bzw. Ungleichgewichtsverhältnis,
- Bezüge zwischen den Polen,
- Perspektiven (wenn der dargestellte Himmel bzw. die Erde sprechen könnten, was würden sie dir sagen? Was sagt die Erde zum Himmel und der Himmel zur Erde? Wie ist ihr Verhältnis zueinander? Was erzählen dir die verschiedenen Bildelemente insgesamt? Was ergibt sich daraus für dich?).
- Anwendung der direkten Identifikation und/oder Dialogtechnik.

Materialien

Papier, Mal- und Zeichenutensilien

Thema: »Wozu lebe ich auf diesem Planeten?«
Stichwort: Identitätsbildung

Anwendungsbereiche
Einzel- und Gruppenarbeit, Jugend- und Erwachsenenbildung, Klinik.

Ziele
Symbolisierung und Bewusstwerdung über Lebenssinn und Lebensziele.

Beschreibung / Instruktionen
Freies Malen nach Zentrierung bzw. Einstimmung auf die Themen:
- Lebensziele,
- Lebenssinn,
- Lebenszweck und
- Lebensaufgaben.

Bearbeitungstechniken
Erzählendes (narratives) und diagnostisches Gespräch. Auseinandersetzung über die Werte, die aus der Gestaltung und ihrem Symbolgehalt erschlossen werden können. (Wo und wie werden diese Werte im gegenwärtigen Lebensalltag bereits gelebt? Woher [durch wen] habe ich diese Werte gewonnen? Soll etwas verändert werden?)

Materialien
Papier, Malutensilien

Variation
Sammlung von Gegenständen, die symbolisch Werteaspekte verkörpern.

Thema: Drei Bäume (»Mein Privatbaum«, »Mein Arbeitsbaum«, »Mein Wunschbaum«)
Stichwort: Identitätsbildung

Anwendungsbereiche
Einzel- und Gruppenarbeit, Kinder-, Jugend- und Erwachsenenbildung, speziell: Supervision.

Ziele
Bedürfnisanalyse, Bewusstwerdung des persönlichen Verhältnisses zu den Aspekten Wunsch und Pflicht, ihrer Integration und Balance, Öffentlichkeit und Nichtöffentlichkeit personaler Aspekte, Persönlichkeitsentwicklung.

Beschreibung / Instruktionen
Malerische bzw. zeichnerische Darstellung des Themas »Drei Bäume« nach vorheriger Imagination (s. Kap. Arbeitshilfen).

Bearbeitungstechniken
Vorstellung durch den Protagonisten, Adjektive für die Bäume finden und benennen (was wird evident? Ergeben sich Herausforderungen für den Alltag? Wie können sie umgesetzt/verwirklicht werden? Wie gestaltet sich das Verhältnis zwischen Bedürfnissen und Verpflichtungen?). Anwendung der direkten Identifikation und Dialogtechnik.

Materialien
Mal- und Zeichenutensilien (z. B. Stifte, Pastell-, Ölkreide), Papier

Variation
Darstellung meines persönlichen Symbols, Arbeitssymbols und Wunschsymbols.

Thema: »Symbolmalen nach Standardmotiven im katathymen Bilderleben«
Stichwort: Identitätsbildung

Anwendungsbereiche
Einzel- und Gruppenarbeit, Jugend- und Erwachsenenbildung, Klinik.

Ziele
Förderung der Bewusstheit und Orientierung für die Lebensgestaltung.

Beschreibung / Instruktionen
Nach vorheriger Entspannung und angeleiteter Imagination zu einem der Standardmotive: »Die Wiese«, »Der Bach«, »Der Berg«, »Das Haus/Waldrand« erfolgt eine malerische Übertragung ins Bildhafte. (Nähere Beschreibung s. Literatur).

Bearbeitungstechniken
Gemeinsame Bearbeitung der Ergebnisse (s. Kap. Arbeitshilfen). Dabei Bezüge zu möglichen Bedeutungsinhalten der Symbole herstellen.

Materialien
Papier, Malutensilien

Variation
Malen nach Imagination zu anderen Symbolmotiven, wie Haus, Quelle, Fluss, Baum, Tier, Blume, Waldlichtung, Höhle. (s. auch Beitrag von C. Henzler, In: I. Riedel, Maltherapie)

Lit.: H. Leuner: Katathymes Bilderleben, Grundstufe

Thema: »Messpainting«
Stichwort: Ausdruckssteigerung

Anwendungsbereiche

Einzel- und Gruppenarbeit, Kinder-, Jugend- und Erwachsenenbildung, Klinik.

Ziele

Stimulierung von Kreativität und körperlichem Ausdruck, Zulassen von Unbewusstem, von Chaos, Lösung von Blockaden, Lockerung, Aufgeben von zu viel Kontrolle.

Beschreibung / Instruktionen

Nach einer Vorbereitungszeit und kurzer Einstimmung auf den Körper und seine Bewegungsimpulse malen die Anwesenden aus der Bewegung heraus im schnellen Rhythmus alle 2 Minuten ein neues Bild auf Zeitungs- bzw. Packpapier. Es geht darum, das größtmögliche Chaos mit Pinsel und Farben zum Ausdruck zu bringen. Es wird ohne Bildidee gearbeitet und auch die Farbwahl dem Zufall überlassen.
Insgesamt soll 70 bis 90 % des etwa ca. 50 × 50 cm großen Blattes ausgefüllt sein. Zur Verfügung stehen dabei acht Farben und jeweils ein 2 cm breiter Pinsel für jede Farbe. In 45 Minuten sollen etwa 15 Bilder gestaltet werden. Es kann auf dem Boden oder an einer Wand gearbeitet werden. Die Wirkung dieser Technik wird erst deutlich, wenn sie häufig wiederholt wird. Folgt man dem von W. Luthe entwickelten Konzept, dann sollten die Klienten unter therapeutischer Anleitung über einen Zeitraum von 6 bis 8 Wochen pro Woche 4 × 45 Minuten für die Gestaltung der Bildserien verwenden.
Da es im Rahmen des Arbeitsprozesses zu intensiven psychischen Erfahrungen kommen kann, ist es wichtig, diese Technik mit entsprechender Vorsicht anzuwenden.

Bearbeitungstechniken

Nach jeder Sitzung wird ein Tagebuch geführt, in das Gefühle, Bilder, Stimmungen, die während des Arbeitsprozesses auftauchen, sowie Anmerkungen zum Verlauf eingetragen werden. Wird die Technik nicht im vollen Umfang ausgeführt, sollte anstelle der Aufzeichnung eine Bearbeitung im Rahmen der Beratung, Therapie stattfinden.

Materialien

8 Gouachefarben, Kleister, Packpapier bzw. Zeitungspapiere (Format 50 × 50 cm), 8 Pinsel (ca. 2 cm breit), Unterlagen

Variation

Arbeitet man in einer therapeutischen Gruppe über einen längeren Zeitraum mit dieser Technik, dann können die während des Prozesses auftauchenden Themen gestalterisch mit einbezogen werden.

Lit.: W. Luthe: Creativity Mobilisation Technique

Thema: »Farbinteraktion in der Gruppe«
Stichwort: Gruppendynamik

Anwendungsbereiche

Gruppenarbeit, Kinder-, Jugend- und Erwachsenenbildung, Klinik, speziell: Supervision.

Ziele

Analyse von Kommunikations- und Beziehungsstrukturen in einer Gruppe, Wahrnehmung von Konkurrenz- und Anpassungsverhalten, Rollen des Einzelnen, Erweiterung des eigenen Rollenrepertoires, Selbst- und Fremdwahrnehmung.

Beschreibung / Instruktionen

Die Anwesenden suchen sich zunächst einen Platz am Rande eines auf dem Boden bzw. auf einem Tisch ausgebreiteten Blattes Papier. Das Format richtet sich nach der Gruppengröße (ca. 120 ×120 cm für acht Personen).
Es geht darum, dass sich die Teilnehmer der Gruppe nacheinander in einem interaktiven Prozess nur mit Hilfe von Farben, Formen, Symbolen – also nonverbal – ausdrücken. Die Reihenfolge entsteht dabei jeweils aus der inneren Resonanz heraus. Jede Person entscheidet sich für eine Farbe. Es kann bei der Interaktion zu unterstützenden Reaktionen, zu Kontrastbildungen, Übermalungen, Spiegelungen, isolierten Darstellungen usw. kommen.
Je nach Arbeits- bzw. Therapieprozess könnte der Rahmen für die gemeinsame Gestaltung auch enger gefasst werden, z. B. durch die Vorgabe des Themas »Mein Platz in der Gruppe«.

Bearbeitungstechniken

Bei der anschließenden gemeinsamen Besprechung können Gruppenthemen, wie z. B. Konkurrenz, Anpassung, Bezogenheit, Individualität, Isolation, Raum, Nähe, Distanz, auftauchen und im weiteren Prozess bearbeitet werden. Für eine tiefende Arbeit bietet sich z. B. die gemeinsame Entwicklung eines Gruppenmärchens an, das im Anschluss auch szenisch umgesetzt werden könnte.

Materialien

Papier (Format: ca. 120 ×120 cm), Ölkreiden oder Temperafarben, Pinsel usw.

Variation

Die Technik kann sowohl von einer Gruppe allein durchgeführt werden als auch unter Beteiligung des Therapeuten/Pädagogen. Nimmt die Leitung am Gruppenprozess teil, könnte sie – entsprechend ihrer therapeutischen bzw. pädagogischen Strategie – mit den Mitteln der Spiegelung, der Verstärkung, der Provokation, der Öffnung arbeiten.
In der Einzeltherapie bzw. Beratung kann die Farbinteraktion z. B. zur Klärung der therapeutischen Beziehung mit einem Klienten eingesetzt werden.

Thema: »Spuren hinterlassen«
Stichwort: Abschied

Anwendungsbereiche

Gruppenarbeit, Kinder- Jugend- und Erwachsenenbildung, Klinik.

Ziele

Abschied, Erinnerung an Gruppenteilnehmer, mit denen man eine gemeinsame Wegstrecke zurückgelegt hat.

Beschreibung / Instruktionen

Jeder aus der Gruppe legt ein Blatt Papier auf seinem Platz aus und malt/zeichnet/schreibt etwas auf den Bogen der anderen. Am Schluss hat jeder ein Blatt mit Bildern und Texten vor sich liegen (Motto: »Wir hinterlassen Spuren für die anderen«) (Spuren = Erinnerungen, Wahrnehmungen, Erfahrungen, Eindrücke, die der andere bei uns hinterlassen hat und die sich im Werkstück verewigen).

Bearbeitungstechniken

Gemeinsame Betrachtung/Resonanz, positive Würdigung im Sinne einer Gestaltschließung bzw. eines Abschiedsrituals.

Materialien

Papier, Mal- und Zeichenutensilien

Variationen

- Jeder gestaltet eine Tonkachel, in die von den anderen Spuren eingeritzt werden.
- Den Abschied einer Gruppe gestalten lassen durch einen »Abschiedsraum« (Raum der Vergangenheit) und einen »Zukunftsraum«, der von jedem rituell und nacheinander beschritten, beschrieben und erlebt wird.

Thema: »Das Leben geht weiter«
Stichwort: Trost

Anwendungsbereiche

Einzel- und Gruppenarbeit, Jugend- und Erwachsenenbildung, Klinik.

Ziele

Bewusstsein über Wandlungen und Einschnitte im Lebensvollzug, Abschied nehmen, positiver Ausblick auf die Zukunft.

Beschreibung / Instruktionen

Zur Einstimmung wird das Gedicht »Stufen« aus dem Buch »Glasperlenspiel« von Hermann Hesse vorgelesen:

»Wie jede Blüte welkt und jede Jugend
Dem Alter weicht, blüht jede Lebensstufe,
Blüht jede Weisheit auch und jede Tugend
Zu ihrer Zeit und darf nicht ewig dauern.
Es muß das Herz bei jedem Lebensrufe
Bereit zum Abschied sein und Neubeginne,
Um sich in Tapferkeit und ohne Trauern
In andre, neue Bindungen zu geben.
Und jedem Anfang wohnt ein Zauber inne,
Der uns beschützt und der uns hilft, zu leben.
Wir sollen heiter Raum um Raum durchschreiten,
An keinem wie an einer Heimat hängen,
Der Weltgeist will nicht fesseln uns und engen,
Er will uns Stuf' um Stufe heben, weiten.
Kaum sind wir heimisch einem Lebenskreise
Und traulich eingewohnt, so droht Erschlaffen,
Nur wer bereit zu Aufbruch ist und Reise,
Mag lähmender Gewöhnung sich entraffen.
Es wird vielleicht auch noch die Todesstunde
Uns neuen Räumen jung entgegensenden,
Des Lebens Ruf an uns wird niemals enden…
Wohlan denn, Herz, nimm Abschied und gesunde!«

Anschließend geht es um die Gestaltung eines Bildes, in dem die Themen »Abschied« und »Blick in die Zukunft« zum Ausdruck gebracht werden.

Bearbeitungstechniken

Erläuterung durch den Protagonisten, evtl. Trauerarbeit, Verstärkung der Ressourcen durch den Therapeuten, Zukunftsorientierung.

Materialien

Papier, Mal- und Zeichenutensilien

Thema: »Dialogisches Zeichnen / Kontaktmalen«
Stichwort: Kommunikation

Anwendungsbereiche

Einzel- und Gruppenarbeit, Kinder-, Jugend- und Erwachsenenbildung, Klinik.

Ziele

Kontaktaufnahme, Überbrückung einer verbalen Kommunikationsstörung über Symbolbildung. Klärung des Kommunikationsstils bzw. der je spezifischen »In-Beziehung-Setzung« z. B. bei Paaren, Förderung des Kontaktverhaltens.

Beschreibung / Instruktionen

»Gesprächspartner« sitzen sich gegenüber, in der Mitte befindet sich ein großes Blatt Papier sowie Blei- bzw. Buntstifte, Ölkreiden oder Temperafarben. Jeder hat die freie Wahl, das »Gespräch« zu beginnen. Danach erfolgt eine »Antwort« des Gegenübers. Der nonverbale Dialog wird so lange fortgesetzt, bis ein Schlusspunkt gefunden wird.

Bearbeitungstechniken

Auswertungsgespräch: Wer hat was wie gezeichnet? Wie gestaltet sich das »In-Kontakttreten«? Wer ist aktiv, passiv, aggressiv, reaktiv? Wer sucht Distanz oder Nähe, verhält sich übergreifend?

Materialien

Mal- und Zeichenutensilien, Papier

Variationen

- »Kontaktzeichnen« nach den Ausführungen von E. Grätz: Zeichnen aus dem Unbewussten.
- Für Paare: Nachdem jeder auf einem Blatt Papier ein Haus, einen Baum und einen Menschen dargestellt hat, zeichnen bzw. malen beide Partner zusammen – ohne Sprachkontakt – gemeinsam ein Haus, einen Baum, einen Menschen. Besprechung: Was stammt von wem? Wer hat sich durchgesetzt? Gibt es Analogien zum Verhalten im Lebensalltag?
- Das Beziehungsangebot: Therapeut gibt auf einem Blatt Papier eine Linie vor (inspiriert vom Eindruck des Klienten) mit dem Hinweis, dass alles mit der Linie gemacht werden darf, außer die Zeichnung wegzuwerfen.

Thema: »Therapeutisches Triptychon«
Stichwort: Klärungshilfe

Anwendungsbereiche

Einzel- und Gruppenarbeit, Kinder-, Jugend- und Erwachsenenbildung, Klinik.

Ziele

Orientierung und »Wegmarkierung« in Polaritätssituationen, Ausblick in die Zukunft.

Beschreibung / Instruktionen

Der Protagonist wählt zunächst eine Themenabfolge aus, die sich für die malerische Gestaltung eines dreiteiligen Bildes eignet: z. B. Vergangenheit – Gegenwart – Zukunft, Partner A – Ich – Partner B, Gegenwart – Weg – Ziel, Arbeit – Zwischenraum – Familie, Ängste – Zweifel – Entscheidung. Denkbar wäre auch, mit drei Fragen zu arbeiten:z. B. Was ist negativ an meiner Angst? – Wie sieht meine Angst aus? – Was ist an ihr positiv?

Bearbeitungstechniken

Gemeinsame Erarbeitung des therapeutischen Triptychons: Schwerpunkte, Unterschiede, übergreifende Aspekte, Perspektiven. Aktive Aneignung mit Hilfe der direkten Identifikationstechnik. Realisierung der damit verbundenen Gefühle, Betrachtung des Ganzen aus einer Metaperspektive, Ergebnissicherung durch Klärung der sich ergebenen Herausforderungen und nächsten Schritte.

Materialien

Papier, Mal- und Zeichenutensilien

Variation

Aus einem Fundus von Kunstpostkarten soll eine persönliche »Trilogie« ausgewählt und anschließend erläutert und bearbeitet werden. Dabei deutlich werdende Themen, Fragen, Gefühle, Atmosphären, Perspektiven dienen als Grundlage für die anschließende malerische Darstellung.

Thema: »Das Haus, in dem ich mit dir leben möchte«
Stichwort: Kommunikation zwischen Paaren

Anwendungsbereiche
Arbeit mit Paaren, Erwachsenenbildung, Klinik.

Ziele
Wahrnehmung und gegenseitiges Verstehen in der Paarbeziehung.

Beschreibung / Instruktionen
Die Partner werden aufgefordert, zu dem Thema »Das Haus, in dem ich mit dir leben möchte« gemeinsam auf einem Blatt Papier mit zeichnerischen bzw. malerischen Mitteln ein Bild zu gestalten, ohne sich dabei zu unterhalten.

Bearbeitungstechniken
Auswertung unter folgenden Gesichtspunkten: persönliches Erleben während der Gestaltungsarbeit, Kooperation, Divergenz, Dominanz, Übereinstimmung, Bewertung des Gesamteindrucks und sich ergebender möglicher Herausforderungen.

Materialien
Papier, Mal- und Zeichenutensilien

Variation
Die Arbeit könnte auch plastisch ausgeführt werden.

Thema: »Zeichnerische Bewegungsübung«
Stichwort: Körperwahrnehmung

Anwendungsbereiche
Einzel- und Gruppenarbeit, Kinder-, Jugend- und Erwachsenenbildung, Klinik.

Ziele
Aktualisierung gegenwärtiger Gefühle, sie als körperliche Bewegtheiten erkennen, Blockaden lösen, Spannung abgeben, Zentrierung.

Beschreibung / Instruktionen
Die Teilnehmer stehen mit geschlossenen Augen vor einem großen Bogen Packpapier, das an einer Wand fixiert wird, und beginnen damit, ihre innere Befindlichkeit mit entsprechenden Armgesten zu zeichnen. Die dabei entstehende Linienführung sollte sich im Prozess von ständigen Wiederholungen ebenso verstärken wie die Körperbewegung, bis sie in sich abgeschlossen sind.

Bearbeitungstechniken
Wahrnehmen und Verstehen des Bewegungsprozesses und der sichtbar gewordenen »Spur« (mit welchen Stimmungen, Gefühlen bin ich in Kontakt gekommen? Wie geht es mir damit?).

Materialien
Weiche Kreiden, Grafitstifte, großes Packpapier

Variation
Siehe auch »Geführtes Zeichnen«.

Thema: »Geführtes Zeichnen«
Stichwort: Selbstaktualisierung

Anwendungsbereiche

Einzel- und Gruppenarbeit, Kinder-, Jugend- und Erwachsenenbildung, Klinik.

Ziele

Es geht bei dieser Technik, die aus der Initiatischen Therapie stammt und von Graf Dürkheim und M. Hippius entwickelt wurde, um die innere Führung des Menschen, die mit Hilfe des Zeichnens verdeutlicht und entwickelt werden soll. Ausdruck innerer Bewegtheiten und Gefühle, Entfaltung und Integration von körperlichen Erfahrungen, die vielfach nicht mit Worten auszudrücken sind (z. B. wenn sie auf frühkindlichen Erlebnissen basieren).

Beschreibung / Instruktionen

Der Klient zeichnet mit geschlossenen Augen (zur Unterstützung der Konzentration auf das innere Geschehen) und beiden Händen aus der Körperbewegung heraus. Die entstehende Form wird ständig wiederholt, wobei die Aufmerksamkeit den inneren Befindlichkeiten bzw. dem körperlichen und seelischen Zustand gilt und nicht dem entstehenden Bild. Durch die ständige Wiederholung bildet sich eine Spur der inneren Befindlichkeit, die sich im Verlauf des Arbeitsprozesses weiterentwickelt. Der Klient zeichnet so lange, wie es dem inneren Impuls entspricht, öffnet kurz die Augen und beginnt aus der Resonanz auf das Gezeichnete heraus mit einer neuen Bewegung (wahlweise auch auf einem neuen Blatt Papier).
Bei der Verwendung dieser Technik in der Gruppe, arbeitet jeder still für sich weiter. Gezeichnet wird auf großformatigem Papier, das eine leicht angeraute Oberfläche hat.
Der Bogen wird jeweils mit Tesakreppband auf dem Tisch fixiert, damit er nicht verrutscht. Für die Arbeiten werden weiche bzw. harte Kreiden (schwarz, sepia zur Auswahl) Rötelstifte oder weiche Grafitstifte verwendet. Farbige Kreiden sollten nur dann benutzt werden, wenn dies einem inneren Bedürfnis entspricht.

Bearbeitungstechniken

Bei Besprechung der Serie geht es u.a. um Empfindungen, Gefühle, Körperimpulse während des Gestaltungsprozesses (Intensivierung, Auflösung, Veränderung usw.). Dabei sind die durch die Linienführung entstandenen Formen und die Strichqualität (zarte – unterbrochene – unklare – klare – kräftige – brüchige Linienführung) zu beachten.

Materialien

Papier (Format ca. DIN A1), weiche bzw. harte Kreiden (schwarz, sepia) Rötelstifte, weiche Grafitstifte, farbige Kreiden

Lit.: G. Deuser: Geführtes Zeichnen. In: P. Baukus, G. Thies (Hrsg.) Aktuelle Tendenzen in der Kunsttherapie. S. 124–130

Thema: »Kritzelbilder«
Stichwort: Ausdrucksfähigkeit

Anwendungsbereiche
Einzeltherapie mit Kindern und Jugendlichen.

Ziele
Ausdruck von Gefühlen, Entlastung, Entspannung, Fantasieentwicklung.

Beschreibung / Instruktion
Aufforderung, sich ein großes Blatt Papier vorzustellen, dessen Format so hoch und breit ist, dass das Kind alle Bereiche mit den Händen berühren kann. Zusätzlich soll es sich in jeder Hand ein Stück Kreide vorstellen, um damit auf das imaginierte Blatt kritzeln zu können. Wichtig ist dabei, dass jeder Teil des Blattes berührt wird. Anschließend geht es darum, mit geschlossenen oder offenen Augen das in die Luft Gekritzelte in Form eines realen Bildes zu zeichnen.

Bearbeitungstechniken
Betrachtung des Kritzelbildes von allen Seiten, Entdeckung von Anknüpfungslinien und Gestalten. Dabei sind sowohl Hervorhebungen oder auch Übermalungen denkbar, möglicherweise auch eine Vervollständigung der Arbeit mit Hilfe von Farben, Identifikation mit einzelnen Linien und Gestalten

Materialien
Kreiden, großer Bogen Papier, Farben

Variationen
- »Wutbild«: Ausdrücken auftauchender Wutgefühle mit Kreiden in Form eines Kritzelbildes.
- »Meine Woche, mein Tag, mein Leben«: Zeichnung eines Aspektes, um »miteinander ins Gespräch zu kommen«.

Lit.: V. Oaklander: Gestalttherapie mit Kindern und Jugendlichen, Klett-Cotta 1999 (11. Auflage)

Thema: »Mandala«
Stichwort: Zentrierung

Anwendungsbereiche
Einzel- und Gruppenarbeit, Kinder-, Jugend- und Erwachsenenbildung, Klinik.

Ziele
Förderung von Konzentration und innerer Sammlung, Ruhe und Harmonie, Meditation, Spannungsabbau.

Beschreibung / Instruktionen
Bildnerische Bearbeitung einer ausgewählten Mandalastruktur. Dabei aus der Mitte heraus arbeiten lassen.

Bearbeitungstechniken
Beschreibung des Malprozesses und des dabei Erlebten (Wie ist die Mitte gestaltet, wie die Umgebung?). Eventuell Dialogtechnik zwischen der Mitte und dem äußeren Bereich bzw. der Umgebung anwenden. Gegebenenfalls Entwicklung eines Gedichtes zum Mandala.

Materialien
Verschiedene Vorlagen von Mandalastrukturen (s. Lit.), Malutensilien

Variationen
- Bei entsprechendem Vorwissen über mögliche Strukturen eines Mandalas und deren Bedeutung kann auch ein freies Mandala ohne vorgegebene Struktur entwickelt und gestaltet werden. Viele andere Möglichkeiten sind der unten genannten Literatur zu entnehmen (s. auch Kap. Arbeitshilfen »Mantra-Visualisation«).
- Vom Mittelpunkt der Malfläche ausgehend langsam in konzentrischen Kreisen ein Bild nach außen hin gestalten.

Lit.: G. und R. Maschwitz: Aus der Mitte malen – heilsame Mandalas

Thema: »Freiräume schaffen«
Stichwort: Loslassen

Anwendungsbereiche

Einzel- und Gruppenarbeit, Kinder-, Jugend- und Erwachsenenbildung, Klinik, Supervision.

Ziele

Zulassen von Chaos, Förderung der Kreativität, Loslassen von eingefahrenen Verhaltensmustern, Auflösen von festen Strukturen, Neuorientierung.

Beschreibung / Instruktionen

Das Thema »Freiräume schaffen« sollte je nach Indikation und Interventionsstrategie entsprechend »vorbereitet« werden. Zur Einstimmung erhält der Klient eine Auswahl von Abbildungen, die verschiedene grafische Schemata (z. B. Computergrafiken) zeigen, und wählt ein Beispiel aus. Es geht darum, Empfindungen, Gefühle, Gedanken und Impulse, die beim Betrachten der Strukturdarstellung auftauchen, wahrzunehmen und sie anschließend in den Gestaltungsprozess einfließen zu lassen. Je nach innerer Verfassung kann es dabei zu einer vorsichtigen Bearbeitung der Abbildung bis hin zur völligen Umgestaltung im Sinne des Themas kommen (durch das Zerreißen, Ein-, Aus- oder Zerschneiden einzelner Teile des Bildes bzw. der Grundstruktur, durch Übermalungen, Überkleben, durch Hinzufügen von eigenen zeichnerischen oder malerischen Bildelementen usw.).

Bearbeitungstechniken

Gespräch zum Gestaltungsprozess: Bearbeitung von aufgetauchten Gefühlen, Impulsen, inneren Bildern, Wünschen, Widerständen. Innere Resonanz zum Ergebnis entwickeln lassen. Emotionalen Gehalt, Bedeutungen, Wertungen, Veränderungsbereitschaft herausarbeiten, biografische Bezüge herstellen.

Materialien

Auswahl von Abbildungen mit verschiedenen grafischen Schemata, Strukturdarstellungen, Mustern (z. B. Computergrafiken), Format: auf DIN A3 vergrößern

Thema: »Fortsetzungsbilder«
Stichwort: Entwicklung

Anwendungsbereiche

Einzel- und Gruppenarbeit, Kinder-, Jugend- und Erwachsenenbildung, Klinik.

Ziele

Einen Prozess/Lebensverlauf anschaulich und nachvollziehbar machen, Widerstand/Energiestau/Blockaden auflösen.

Beschreibung / Instruktionen

Ähnlich den alten ägyptischen Bilderfolgen zu alltäglichen Verrichtungen oder Ritualen werden zu einem Thema wie z. B. »Geburt – Kindheit« – »Jugend – Erwachsensein« – »Alter – Tod« eine oder mehrere Fortsetzungen gemalt bzw. gezeichnet. Es soll dabei nichts (unbequemes) übersprungen werden. Fortsetzungsbilder können aber auch dadurch initiiert werden, dass einfach ein Blatt an ein besprochenes Exponat angelegt wird mit der Aufforderung, auf diesem das Bild weiterzumalen. Im Einzelfall kann es bedeutsam sein, an welcher Stelle bzw. Seite (links, rechts, oben, unten) das neue Blatt angelegt werden soll. Ebenso kann es sinnvoll sein, ein Exponat rundherum, d. h. von allen Seiten her zu erweitern. Hilfreich und wegweisend ist oft die Fragestellung: Wenn dein Bild sich weiterentwickeln könnte/sollte, wie würde eine weitere Bildgestaltung aussehen …?

Bearbeitungstechniken

Bei der Besprechung sollten das Prozessgeschehen, Brüche, Einschnitte oder Blockaden besonders berücksichtigt werden, ebenso wie positive Energieströme, qualitative Sprünge und Systemveränderungen.

Materialien

Papier, Mal- und Zeichenutensilien

Variation

Fortsetzungen können auch in einem anderen Medium gestaltet werden: in Form von Texten, Gedichten, Tonarbeiten, Collagen.

Thema: »Postkartenumgestaltung«
Stichwort: Kreativität

Anwendungsbereiche

Einzel- und Gruppenarbeit, Kinder-, Jugend- und Erwachsenenbildung, Klinik.

Ziele

Förderung von Kreativität und Ausdrucksfähigkeit.

Beschreibung / Instruktionen

Breite Auslage verschiedenster Kunstpostkarten. Auswahl einer Karte durch den Protagonisten. Danach Instruktion, diese Karte zum Ausgangspunkt einer eigenen Gestaltung zu machen, indem

- das Abgebildete weitergeführt wird (z. B. in Form eines Gegenbildes, einer Ergänzung oder einer Bildserie zu einem bedeutsamen Aspekt des Motivs),
- sie umgestaltet wird (z. B. durch Kontextveränderung, Hervorhebung eines Aspektes, Zerlegung des Motivs und Neuzusammensetzung einzelner Bildelemente, Übermalung, Oberflächenbearbeitung, Einbeziehung von Texten, Zahlen),
- sie eine Frage oder Antwort zur Ausgangskarte zum Ausdruck bringt,
- die innere Resonanz dargestellt wird (s.auch Seite 69).

Bearbeitungstechniken

Bildbesprechung unter besonderer Berücksichtigung des Bedeutungsgehaltes der Ausgangspostkarte (s. Kap. Arbeitshilfen: »Gesichtspunkte/Leitfaden zur Besprechung der Exponate«). (Was wurde wie verändert, was übernommen, in welchem dialektischen Verhältnis stehen Postkarte und Bild zueinander?)

Materialien

Sammlung von Kunstpostkarten, Papiere, Mal- und Zeichenutensilien, Material für Montage- bzw. Collagearbeiten.

Variation

Zum Beispiel »Ausschnittsvergrößerung« eines bedeutsamen Teilaspektes oder »Bilderweiterung«, indem die Karte auf ein größeres Blattformat geklebt wird und das Motiv entsprechend ergänzt bzw. verändert wird (z. B. unter Berücksichtigung eigener Befürchtungen, Wünsche, Hoffnungen, Perspektiven).

Thema: »Rezeption von Kunstwerken«
Stichwort: Selbstaktualisierung

Anwendungsbereiche

Einzel- und Gruppenarbeit, Kinder-, Jugend- und Erwachsenenbildung, Klinik.

Ziele

Förderung der Selbstwahrnehmung, Zugang zu gegenwärtigen Befindlichkeiten, Themen.

Beschreibung / Instruktionen

Den Teilnehmern liegt eine Sammlung von Kunstdrucken oder Kunstpostkarten vor. Denkbar wäre auch ein gemeinsamer Museumsbesuch. Die Anwesenden entscheiden sich aus der inneren Resonanz heraus für die Arbeit eines Künstlers. Die beim Betrachten des Werkes vorrangig wahrgenommenen Aspekte, ausgelösten Stimmungen, Gefühle, Empfindungen, Gedanken sollen in den anschließenden Gestaltungsprozess einfließen bzw. im Sinne eines nonverbalen Dialoges gestalterisch zum Ausdruck gebracht werden.

Bearbeitungstechniken

Anwendung der Dialog- und Identifikationstechnik im Rahmen der Exploration.

Materialien

Kunstpostkarten, Reproduktionen, Originale, Mal- und Zeichenutensilien, Material für Montage- und Collagearbeiten, Papiere

Variation

Die innere Resonanz könnte auch mit gestalterischen Mitteln der Übermalung (auf einer Kopie der ausgewählten Vorlage) und des Collagierens visualisiert werden.

Thema: »Textilbild (Arbeiten mit Textilien)«
Stichwort: Körperwahrnehmung

Anwendungsbereiche

Einzel- und Gruppenarbeit, Kinder-, Jugend- und Erwachsenenbildung, Klinik.

Ziele

Körperwahrnehmung, Körpersensibilisierung, Wahrnehmen und Verstehen von haptischen Erfahrungen, Zugang zu frühen, inneren Erlebniswelten.

Beschreibung / Instruktionen

Bei der einstimmenden Fantasiereise geht es darum, dass die Teilnehmer mit Empfindungen, Gefühlen, Bildern, Szenen in Berührung kommen, die sie im Zusammenhang mit Textilien in ihrer Kindheit gemacht haben (Kleidung, Softtiere, Kuschelkissen, Tücher usw.). Diese aktivierten Erinnerungen bzw. Erfahrungen sollen im Anschluss mit Hilfe von Stoffen, Fäden, Garnen in die Gestaltung eines Textilbildes »eingearbeitet« werden bzw. mit einfließen.

Bearbeitungstechniken

Gemeinsame Exploration der Arbeit bzw. einzelner Bildelemente durch direkte Identifikation. Klärung der subjektiven Bedeutung, evtl. des gegenwärtigen Verhältnisses zu Textilien.

Materialien

Vielzahl an Stoffen, Fäden, Garnen, Bändern, Wollresten

Thema: »Blind gestaltetes Materialbild«
Stichwort: Ausdrucksförderung

Anwendungsbereiche
Einzel- und Gruppenarbeit, Kinder-, Jugend- und Erwachsenenbildung, Klinik.

Ziele
Ausdrucksförderung, Gestaltfindung, Überwindung von Gestaltungsängsten, Förderung der Imaginationsfähigkeit.

Beschreibung / Instruktionen
Die Teilnehmer werden aufgefordert, sich verschiedene Materialien im Freien zu suchen oder diese mitzubringen. Nach einer kurzen Einstimmung wählen sie einzelne Teile aus und ordnen sie auf einem Blatt Papier mit geschlossenen Augen an. Es geht darum, sich bei der Gestaltung von der inneren Verfassung und den Tasterfahrungen leiten zu lassen.

Bearbeitungstechniken
Das innere Erleben während des Gestaltens beschreiben lassen (Befindlichkeit, haptische Erfahrung usw.). Gemeinsame Bearbeitung gestalterischer Aspekte (Formgebung, Oberflächenbeschaffenheit, Arrangement) in Verbindung mit dem jeweiligen Symbol- und subjektiven Bedeutungsgehalt, Anwendung der direkten Identifikation.

Materialien
Unterschiedliche Materialien wie z. B. Holzteile, Steine, Moos, Metalle, Stoffe, Nägel, Schrottteile, farbige Papiere zur freien Wahl

Variation
Entwicklung eines Objektes aus Fundstücken.

Meine Erfahrung / Modifikation / Variation

Beispiele therapeutischer Arbeiten

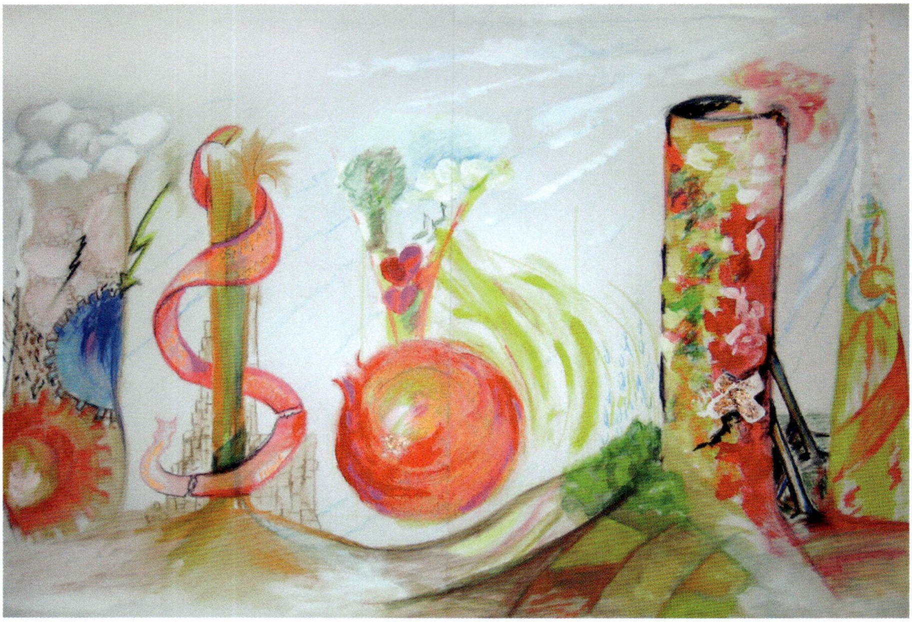

»Säulen der Identität« K.B.

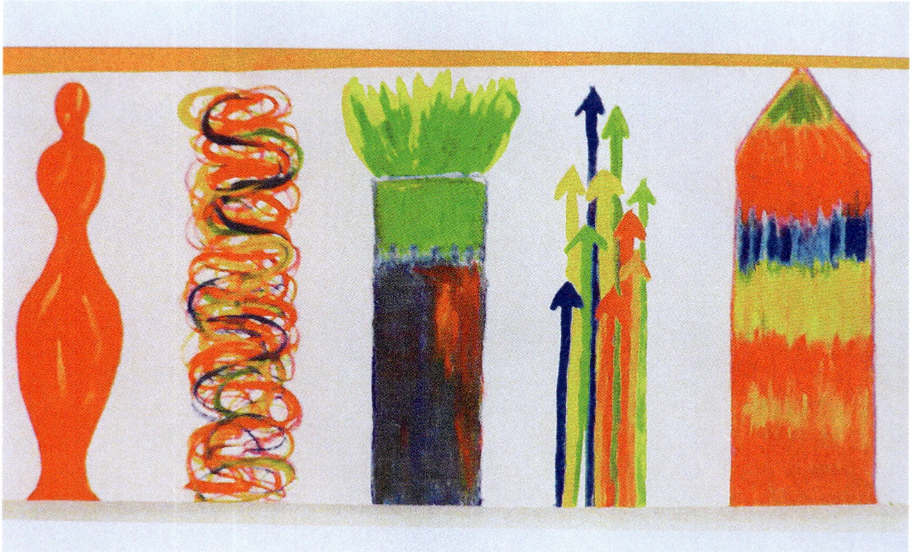

»Säulen der Identität« C.S.

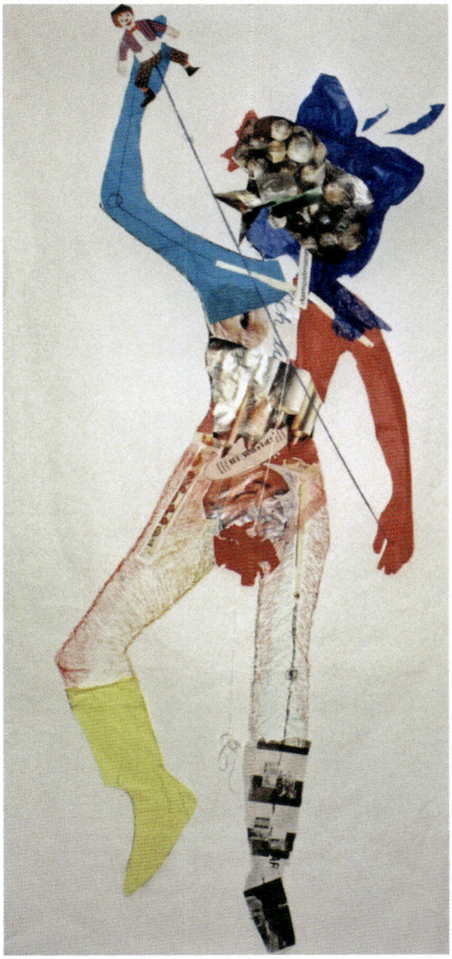

Körperbild »body-chart« M.T-H. »Marionette«

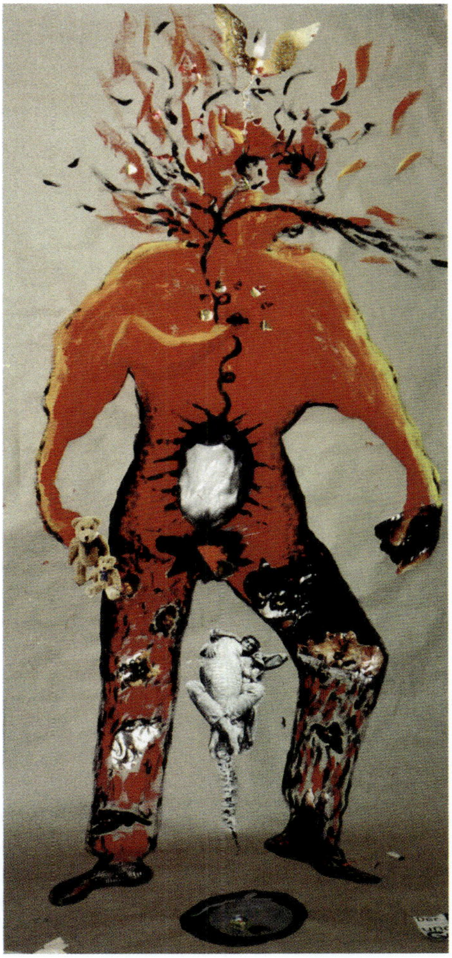

Körperbild »body-chart« G.W. »Drachenfrau«

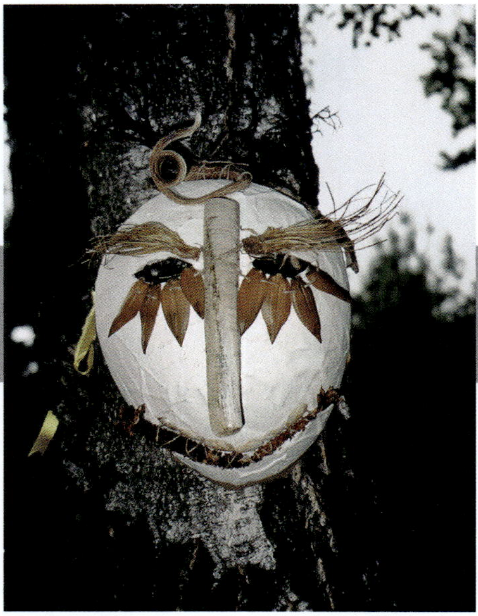

Objekte »Masken« A.M.
»Derwisch«

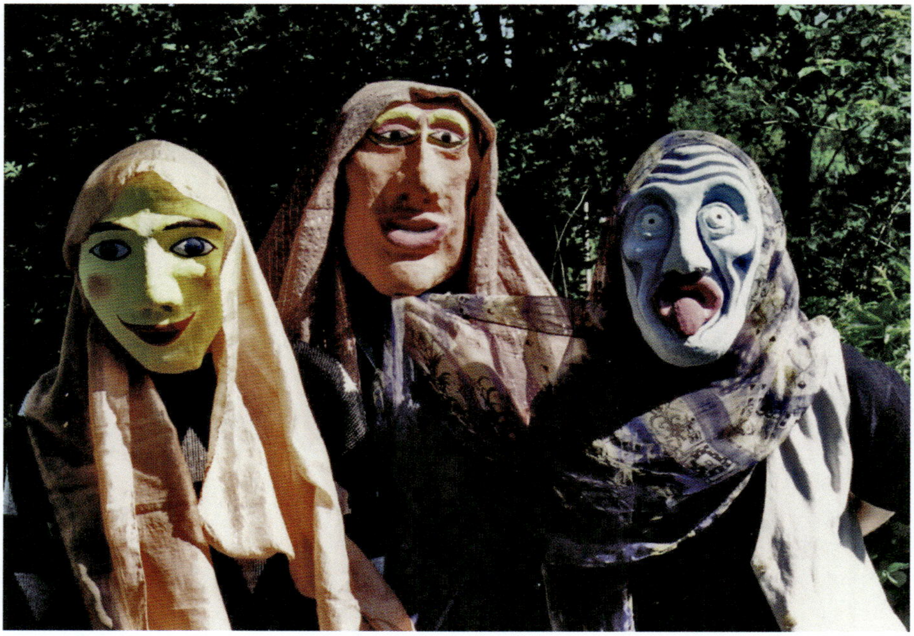

Inszenierungen »Spiel mit Masken«

Plastiken

Thema: »Ton werfen«
Stichwort: Katharsis

Anwendungsbereiche

Einzel- und Gruppenarbeit, Kinder-, Jugend- und Erwachsenenbildung, Klinik.

Ziele

Entäußerung und Entlastung von Wut/Ärger/Aggression.

Beschreibung / Instruktionen

Ein Tonklumpen (so viel, wie in einer Hand gehalten werden kann) wird immer wieder auf den Boden geworfen und aufgehoben. Dabei auftauchende Gedanken sollen verbalisiert (rausgeschrien) werden. Zum Schluss wird aus dem »geschlagenen Ton« eine Gestalt geformt, mit der weiter gearbeitet werden kann. Es ist wichtig, bei dieser Arbeit für eine sichere Umgebung zu sorgen.

Bearbeitungstechniken

Exploration des Prozesses und der Gestaltung unter besonderer Berücksichtigung der entäußerten Gefühle und des subjektiven Bedeutungsgehalts.

Materialien

Ton, Werkzeuge, Unterlagen

Lit.: G. Schmeer: Krisen auf dem Lebensweg. S. 140

Thema: »Tongestalten«
Stichwort: Expression

Anwendungsbereiche
Einzel- und Gruppenarbeit, Kinder-, Jugend- und Erwachsenenbildung, Klinik.

Ziele
Förderung von konkreten leiblichen, haptischen Erfahrungen, Möglichkeit zur kathartischen Abfuhr gestauter Gefühle, Abbau von Ausdruckshemmungen, Ausdruck und Umgang mit starken Gefühlen, inneren Bildern, korrigierende Erfahrungen im Formgebungs- und Ausdrucksbereich.

Beschreibung / Instruktionen
Nach einer Körperzentrierung, bei der es vor allem um das »Fließenlassen« des Atems und die während der Imagination auftauchenden Stimmungen, Gefühle geht, wird der Ton mit geschlossenen Augen aus dem inneren Erleben heraus bearbeitet. Dabei kann es zunächst nur um das Schlagen, Durchbohren, Drücken, Zerreißen des Tons gehen bis sich im Verlauf der Arbeit eine Form herauskristallisiert.

Bearbeitungstechniken
Die Bearbeitung der Plastik könnte damit beginnen, dass der Protagonist zunächst die äußere Form mit geschlossenen Augen abtastet und die dabei aufkommenden Empfindungen, Assoziationen, Bildern usw. verbalisiert. Weiterarbeit eventuell unter Einbeziehung der Identifikationstechnik.

Materialien
Ton, Werkzeuge, Unterlagen

Variationen
- Nach der von H. Petzold bereits 1969 für die Einzel- und Familientherapie beschriebenen Technik (»Familienskulptur«) lässt der Klient ebenfalls mit geschlossenen Augen anstelle einer frei entwickelten Form eine menschliche Figur aus dem Ton heraus entstehen.
- Die Gestaltung einer Gegenfigur, Ergänzung, Weiterführung mit offenen Augen bietet sich als Möglichkeit zur Vertiefung der therapeutischen Arbeit an.
- Denkbar wäre auch die Gestaltung eines protektiven Kontextes mit verschiedenen Materialien, die entweder im Raum oder aber an einem ausgewählten Ort in der Natur ausgeführt wird. Je nach therapeutischer Strategie könnte zusätzlich ein Ritual in der Natur (z. B. zu den Themen »Würdigung«, »Ab-

schied«) stattfinden. Der Kontext könnte auch mit bildnerischen Mitteln gestaltet werden.
- Tonarbeiten zu den Themen: »Familie in Ton« – »Familie der Tiere« – »Mein Selbst« – »Gefühle im Bauch«.
- Gestaltung einer Kugel aus Ton. Dabei verwendet der Klient so viel Ton, wie er mühelos in der Hand halten kann. Die Modulation dieses Grundkörpers kann harmonisierend, beruhigend, angstreduzierend wirken.

Thema: »Projektive Familienskulptur«
Stichwort: Identitätsentwicklung

Anwendungsbereiche

Einzel- und Gruppenarbeit (Kinder-, Jugendliche und Erwachsene), Klinik.

Ziele

Wahrnehmen, Erfassen und Verstehen von Atmosphären, Dynamiken, Szenen in der Herkunftsfamilie.

Beschreibung / Instruktionen

Diese Aufgabe sollte in den Rahmen eines Therapieprozesses eingebunden sein. Es geht in der einleitenden Einstimmung um das Wahrnehmen/Erspüren von vorherrschenden Atmosphären, Stimmungen, Szenen, Dynamiken in der Herkunftsfamilie. Die dabei aufkommenden Körperimpulse, Empfindungen, Erinnerungen sollen anschließend an die Tonerde weitergegeben bzw. mit Hilfe dieses Materials zum Ausdruck gebracht werden.

Bearbeitungstechniken

Gemeinsame Exploration der Arbeit, Bearbeitung bewusstwerdender Familienszenen, Bilder, Atmosphären, Dynamiken (z. B.: Wie hast du dich in der Atmosphäre wahrgenommen, leiblich gespürt, gefühlt?). Möglicherweise Anwendung der Identifikations- und Dialogtechnik. Zur Fokussierung auf einzelne Aspekte kann im fortlaufenden therapeutischen Prozess auch mit bildnerischen Mitteln, Bewegung usw. gearbeitet werden.

Materialien

Ton, Werkzeuge, Unterlagen

Lit.: I. Orth: Unterbewusstes in der therapeutischen Arbeit mit künstlerischen Methoden, kreativen Medien. In: Integrative Therapie. 4/1994, S. 317–327

Thema: »Gedenktafel«
Stichwort: Abschied

Anwendungsbereiche

Einzel- und Gruppenarbeit, Jugend- und Erwachsenenbildung, Klinik.

Ziele

Bewusstsein über tragende, gemeinsame Erfahrungen, gelebte Beziehung, Wertschätzung, Ehrung z. B. eines Menschen, aber auch gelebter Lebenszeit, Trauerarbeit, Abschied nehmen, Identitätsentwicklung.

Beschreibung / Instruktionen

Die Arbeit beginnt mit einer Phase der Besinnung, des Gedenkens. Dabei kann es um die Erinnerung bzw. das Gedenken an einen Menschen, an ein Tier, aber auch an einen Lebensabschnitt, ein besonders Erlebnis gehen bzw. um die Wertschätzung für (gemeinsam) gelebte Zeit. Auftauchende Empfindungen, Stimmungen, Gefühle, Bilder, Szenen, Atmosphären, Gedanken sollten ohne Unterbrechung in einem Fluss aufgeschrieben werden. Der Text könnte mit den Worten beginnen: Wenn ich an dich (daran) denke, …

Im Anschluss an diese Phase der Einstimmung geht es um die Gestaltung einer Gedenktafel aus Ton. Der Protagonist beginnt die Gestaltungsarbeit aus der inneren Verfassung heraus oder aber im Anschluss an eine gemeinsame Bearbeitung des Textes mit der Therapeutin. Im Verlauf dieser gemeinsamen Arbeit kann es z. B. um die Findung eines oder mehrerer Symbole für die Gedenktafel gehen.

Bearbeitungstechniken

Gemeinsame Exploration der plastischen Arbeit. Zum Beispiel Bearbeitung des emotionalen, symbolischen Gehaltes unter Einbeziehung biografischer Aspekte im Kontinuum der Lebensgeschichte. Ergänzend wäre eine rituelle Handlung im Sinne einer Würdigung, Verabschiedung an einem ausgewählten Platz in der Natur denkbar.

Materialien

Ton, Werkzeuge, Unterlagen

Meine Erfahrung / Modifikation / Variation

Meine Erfahrung / Modifikation / Variation

Skulpturen

Thema: »Arbeit mit Stein«
Stichwort: Widerstand

Anwendungsbereiche

Einzel- und Gruppenarbeit, Kinder-, Jugend- und Erwachsenenbildung, Klinik.

Ziele

Förderung der kreativen Potenziale, Arbeit mit Gefühlen, Stimmungen, mit Widerstand.

Beschreibung / Instruktionen

Es geht darum, gegenwärtige Gefühle, Themen im Stein abzubilden – z. B. durch die Art der Bearbeitung (Durchdringung, Spaltung, Einkerbung, Glättung usw.) und der Formgebung.
Man kann sich aber auch leiten lassen von den vorgegebenen Formen und Strukturen des Steins – vor allem wenn es sich um einen Natursandstein handelt – und den Impulsen folgen, die sich in und aus dem Arbeitsprozess ergeben, so lange, bis eine subjektiv zufriedenstellende Formgebung erzielt ist.
In der Auseinandersetzung mit dem Material und aus der körperlichen Bewegung heraus kann ein sich wechselseitig bedingender Prozess entstehen, in dem Gefühle, Stimmungen, Themen deutlich werden bzw. sich auch verändern.

Bearbeitungstechniken

Gemeinsame Exploration, evtl. unter Einbeziehung eines emotionalen Protokolls, das während des Gestaltungsprozesses oder anschließend angefertigt wurde. Bearbeitung gestalterischer Aspekte, evtl. Arbeit mit Widerständen.

Materialien

Ytong, Speckstein, Werkzeuge zur Bearbeitung

Meine Erfahrung / Modifikation / Variation

Objekte

Thema: »Gemeinschafts-, Gruppenkunstobjekt«
Stichwort: Gruppendynamik

Anwendungsbereiche

Gruppenarbeit, Kinder-, Jugend- und Erwachsenenbildung, Klinik.

Ziele

Zusammenführung von Teilgruppen zu einer Gesamtgruppe, Gruppenprozessanalyse in bestehenden Gruppen.

Beschreibung / Instruktionen

Die Gruppenmitglieder werden aufgefordert gemeinsam ein Kunstobjekt ihrer Wahl zu entwickeln. Bei der Findung eines gemeinsamen Themas könnten z. B. persönliche Interessen, Motive der Einzelnen, ein gegenwärtiges Thema der Gruppe, freie Themen (z. B. zu gesellschaftlichen, kulturellen Belangen) oder das Material von Bedeutung sein. Anschließend soll das Objekt gemeinsam gestaltet und möglicherweise auch präsentiert werden.

Bearbeitungstechniken

Auswertungsgespräch in der Gruppe unter Zuhilfenahme von Gruppenprozesskriterien: Kommunikation, Kooperation, Nähe/Distanz, Konkurrenz, Hierarchie, Macht, m/w, Übertragung/Gegenübertragung, Projektion, Funktionen der sozialen Rollen, Gruppendynamik, Zeit, Thematik, Zielaspekte, Regeln explizit und implizit, Tabus.

Materialien

freie Wahl

Variation

Die Arbeit kann als Einzelarbeit weitergeführt werden mit dem Themenvorschlag: »Der Teil, den ich nicht in die Gruppenarbeit eingebracht habe …«

Thema: »Meine Landschaft«
Stichwort: Ressourcen

Anwendungsbereiche
Einzel- und Gruppenarbeit, Kinder-, Jugend- und Erwachsenenbildung, Klinik.

Ziele
Förderung der Gestaltungskraft, Bewusstsein und Entwicklung von Ressourcen durch Naturerfahrung, Externalisierung innerer Bilder.

Beschreibung / Instruktionen
Es geht darum, innerhalb einer leeren Obstkiste oder eines Kartons eine eigene Landschaft zu gestalten. Dabei sollen vor allem Naturmaterialien (Holz, Rinden, Sand, Erde, Steine, Pflanzen, Federn, Stoff usw.) verwendet werden.

Bearbeitungstechniken
Vorstellung durch den Protagonisten im Sinne eines »Spazierganges« durch die Landschaft: Wie ist der Gehalt, die Atmosphäre der Landschaft? Was hat diese Landschaft mit mir und meinem Leben zu tun? Was zeigt sich von meinen Vorstellungen, Bindungen, meiner inneren Verfasstheit? (Ausdruck einer externalisierten »inneren Landschaft«)

Materialien
Obstkisten, Kartons, Holz, Rinden, Sand, Erde, Steine, Pflanzen, Federn, Stoffe usw. (Naturmaterialien im freien Gelände suchen), Malutensilien

Variationen
- Eventuell Gestaltung von Fortsetzungslandschaften.
- Plastische Gestaltung »meiner Körperlandschaft« nach vorheriger Einstimmung auf die eigene Leiblichkeit aus Ton (s. Kap. Arbeitshilfen: »Fantasiereise durch den Körper«).
- Reliefartige Gestaltung zu dem Thema »Mein Garten«. Es kann sich dabei um einen Garten der Träume, der Lüste, der Widersprüche, der Hoffnung handeln.

Thema: »Verzweigungen«
Stichwort: Identitätsentwicklung

Anwendungsbereiche

Einzel- und Gruppenarbeit, Kinder-, Jugend- und Erwachsenenbildung, Klinik.

Ziele

Bewusstseinsbildung in Bezug auf eigene Lebensentscheidungen, Lebensgestaltungen, ungelebte Wünsche, Bedürfnisse und Integration, Neuorientierung.

Beschreibung / Instruktionen

In der einführenden Imagination geht es darum, dass der Klient vor seinem inneren Auge eine kleine Reise durch seine Biografie unternimmt und dabei ein Bild von den verschiedenen Orientierungen bzw. Verzweigungen (Haupt- und Nebenwegen), die es in seinem Leben gegeben hat, in sich lebendig werden lässt. (Welche Wegkreuzungen gab es in meinem Leben, an denen ich mich in beruflicher, sozialer, kultureller Hinsicht entscheiden musste? Wie sahen der Weg bzw. die Wege aus, die ich jeweils gegangen bin? Welche Empfindungen, Gefühle, Szenen tauchen im Zusammenhang mit meinen Entscheidungen und dem Erlebten in mir auf?) Dabei können sowohl erlebte als auch in der Fantasie entworfene Verzweigungen berücksichtigt werden.

Anschließend sucht er sich (aus einem reichhaltigen Angebot oder während eines Spazierganges) einen oder mehrere kahle Zweige/Äste aus, deren Formgebung, Stärke und Grad der Verzweigung seinem inneren Bild bzw. seiner Stimmung und Gefühlslage entsprechen und bearbeitet sie mit gestalterischen Mitteln.

Bearbeitungstechniken

Gemeinsame Exploration der Arbeit unter Berücksichtigung des emotionalen und symbolischen Gehalts, der Bedeutungen und Wertungen in Bezug auf persönliche Lebensgestaltungen (vergangene, gegenwärtige, zukünftige). Einbeziehung gestalterischer Aspekte (z. B. in Bezug auf Nahtstellen, fließende Übergänge bzw. Brüche, Eingriffe).

Materialien

Zweige, Äste (unterschiedliche Größen, Formen, Stärken usw.), Malutensilien, Bänder, Fäden, Blumendraht, Maschendraht, Wellpappe, Stoffe, Watte, Stroh, Zettel mit Texten, kleine Gegenstände, Holzwerkzeuge usw.

Variationen

- Auswahl und Gestaltung bzw. Ergänzung/Veränderung eines Zweiges/Astes im Verlauf des Therapieprozesses, so dass im Sinne eines Therapietagebuches eine »Gestalt« entsteht, die den Prozess symbolhaft darstellt.
- Gestaltung eines Objektes der Ressourcen, der Träume, Wünsche, der Erinnerung usw. durch Ergänzung von unterschiedlichsten Materialien. Diese Aufgabe eignet sich besonders auch für Kinder und Jugendliche.

Thema: »Arbeit mit Symbolen«
Stichwort: Identität

Anwendungsbereiche
Einzel- und Gruppenarbeit, Kinder-, Jugend- und Erwachsenenbildung, Klinik.

Ziele
Selbst- und Fremdwahrnehmung, Selbstdarstellung, Stärkung der Identität.

Beschreibung / Instruktionen
Es sollen möglichst viele Gegenstände, Materialien aus der Natur, Fundstücke zusammengetragen bzw. ausgewählt werden, durch die Aspekte der eigenen Persönlichkeit (z. B. Vorlieben, Interessen, Träume, Verhaltensweisen, innere Konflikte, vorherrschende Gefühle) symbolisch dargestellt werden können. Reicht die Anzahl der gesammelten Objekte nicht aus, können die fehlenden Symbole auch mit zeichnerischen, malerischen oder plastischen Mitteln gestaltet werden. Anschließend wird der Protagonist aufgefordert, die Sammlung im Sinne einer Selbstdarstellung zu arrangieren.

Bearbeitungstechniken
Vorstellung des Arrangements durch den Protagonisten. Exploratives Gespräch z. B. in Bezug auf innere Resonanzen, Symbolgehalt und Bedeutung. Bei Arbeiten in der Gruppe: Feed-back/Resonanz durch die Gruppenmitglieder.

Materialien
Fundus von Gegenständen und Materialien aller Art, Zeichen- und Malutensilien, Papier, Ton, Draht, Band, Kleister usw.

Variation
Es geht darum, einzelne Stücke, die stark gefühlsbeladen oder symbolträchtig sind, auszuwählen und sie unter einem Aspekt (z. B. der Trauer, Liebe, Wut) in Form einer Assemblage zusammenzufügen und anschließend aus der inneren Resonanz heraus zu bemalen.

Thema: »Mein Herz«
Stichwort: Identitätsbildung

Anwendungsbereiche

Einzel- und Gruppenarbeit, Jugend- und Erwachsenenbildung, Klinik.

Ziele

Expression von »Herzensangelegenheiten«, Katharsis.

Beschreibung / Instruktionen

Nach einem Brainstorming über das Organ und Symbol Herz geht es um die Darstellung eigener Wahrnehmungen, Empfindungen, Gedanken und Gefühle zum Herzen.

Bearbeitungstechniken

Gemeinsame Bearbeitung durch direkte Identifikation und Dialogtechnik.

Materialien

Pappe, Stoffe, Schnüre, Band, Draht, Wolle, Klebe, Schere, Papier, Malutensilien usw.

Variation

Symbolisierung anderer Körperorgane bzw. Extremitäten (Welche Bedeutung haben meine Hände für mich? Was habe ich mit ihnen erlebt, durch sie wahrgenommen?).

Thema: »Schutzschild«
Stichwort: Ressourcen

Anwendungsbereiche

Einzel- und Gruppenarbeit, Kinder-, Jugend- und Erwachsenenbildung, Klinik.

Ziele

Ressourcenaktivierung, Stärkung der Abwehrkräfte.

Beschreibung / Instruktionen

Nach vorheriger Einstimmung auf eigene Stärken und Ressourcen, Formen der Abwehr, des Schutzes, geht es um die Herstellung eines persönlichen Schutzschildes, indem diese Aspekte auf der Vorderseite zum Ausdruck gebracht werden. Auf der Innenseite werden diejenigen Aspekte dargestellt, die damit geschützt werden sollen.

Bearbeitungstechniken

Vorstellung und exploratives Gespräch. Bei Arbeiten in der Gruppe: Vorstellung durch den Protagonisten. Feed-back durch einen Gesprächspartner in Form einer auf das Gesicht geschminkten Maske gemäß dem, was das Schild auslöst (s. auch »Schminkmasken«). »Aufführung« in der Gruppe mit dazugehörigem »Schlachtruf«.

Materialien

Pappen, Schere, Schnüre, Kleber/Kleister, Stoffe, Folien, Wolle, Knöpfe, Glanzpapiere, Sand, Holz, Theaterschminkfarben, Pinsel usw.

Thema: »Masken«
Stichwort: Identitätsentwicklung

Anwendungsbereiche

Einzel- und Gruppenarbeit, Kinder-, Jugend- und Erwachsenenbildung, Klinik.

Ziele

Förderung der kreativen Potenziale, Wahrnehmen und Verstehen von unbekannten, beängstigenden Aspekten, von Ressourcen, Rollenflexibilität, Erprobung einer »anderen Identität des Selbst« – Identitätsentwicklung.

Beschreibung / Instruktionen

Den 1. Teil der Arbeit mit der Maske bildet die Herstellungsphase. Ausgangspunkt hierfür können folgende Anregungen sein: »Mein anderes Gesicht« – »Mein fremdes Gesicht« – »Mein Wunschgesicht« – »Gestaltung eines Aspektes meiner Persönlichkeit« oder aber eine themenbezogene Fantasiereise.
Je nach Setting und Materialvorgabe kann die Maske im Rahmen einer Therapiestunde, eines Wochenendes oder aber im privaten Umfeld hergestellt werden. Dabei bieten sich verschiedene Herstellungsmöglichkeiten an: Die Masken können entweder mit geschlossenen Augen aus einem Tonballen herausgearbeitet und später mit Kleisterpapier überzogen werden, aus Gipsbinden direkt vom Gesicht abgenommen und bearbeitet oder aber aus Papier oder Pappe gestaltet werden.

Bearbeitungstechniken

Gemeinsame Exploration, Bearbeitung mit Hilfe der Identifikationstechnik, eines inneren Dialoges zwischen dem eigenen Gesicht und der inneren Seite der Maske einer schriftlichen Resonanz in Form eines Gedichtes.
Vorstellung der Maske auf der Bühne. Für Kinder und Jugendliche bietet sich außerdem die Entwicklung einer Fantasiegeschichte zu der Maske an (z. B. Erlebnisse, Begegnungen der Maske).

Materialien

Gips, Ton, Kleister, Zeitungspapier, Papiere, Pappe, Maschendraht, Stoffe, Folien, Bänder, Malutensilien

Variationen

- Siehe auch »Maskenspiel« und »Schminkmasken«.
- Speziell für Kinder: Gestaltung einer Maske aus Pappe zu dem Thema: »Mein Lieblingstier«.

Thema: »Auferstanden aus dem Müll«
Stichwort: Wiederverwertung, Kreativität

Anwendungsbereiche

Einzel- und Gruppenarbeit, Kinder-, Jugend- und Erwachsenenbildung, Klinik.

Ziele

Bewusstwerdung über die Nützlichkeit und Sinnhaftigkeit der Wiederverwertung bzw. der Neugestaltung von Altem, Abgelegtem, Weggeworfenem, Kreativitätsförderung.

Beschreibung / Instruktionen

Die Anwesenden werden aufgefordert, zunächst möglichst viele Fundstücke (z. B. Reste aus dem Müll, Schrottgegenstände) zu sammeln. Aus dem Fundus soll anschließend ein Schrottobjekt gestaltet werden. Die Bestandteile können dabei in ihrer Bedeutung umfunktioniert und zu völlig neuen Gebilden zusammengefügt werden oder unter besonderer Berücksichtigung der Materialbeschaffenheit, Form und Farbe kombiniert werden.
Denkbar wäre auch, das Schrottobjekt im Rahmen einer Gruppenarbeit gestalten zu lassen.

Bearbeitungstechniken

Erlebnisbericht, möglicherweise Erfahrungsaustausch in der Gruppe, Reflexion des eigenen Umgangs mit Abfällen, Erarbeitung des Bedeutungsgehalts der Wiederverwertung, der Neugestaltung.

Materialien

Fundus von Fundstücken, Draht, Kleister, Bindfäden, Gips, Handwerkszeug, evtl. Schweiß- und Lötgeräte, Malutensilien

Meine Erfahrung / Modifikation / Variation

Inszenierungen

Thema: »Spiel mit Masken«
Stichwort: Identitätsbildung

Anwendungsbereiche

Einzel- und Gruppenarbeit, Kinder-, Jugend- und Erwachsenenbildung, Klinik.

Ziele

Erweiterung der Erlebnisintensität durch die räumliche Dimension beim Spiel auf der Bühne (s. auch »Masken«).

Beschreibung / Instruktionen

Das Spiel mit der Maske auf der Bühne wird durch die Koexistenz des Protagonisten, des Antagonisten und der Zuschauer bestimmt. Die Bühne wird als Lebenswelt verstanden, auf der die Akteure im Sinne von »als ob«-Handlungen in einem geschützten Raum agieren. Dabei sollten sich die Teilnehmer an folgende Regeln halten:

- **Protagonist:** Das Spiel bestimmt immer derjenige, der als Erster mit seinem Thema von links auf die Bühne geht (Abgang von der Bühne immer rechts). Er beginnt das Spiel und kann es beenden. Der Protagonist wird sich auf der Bühne mit der Maske und ohne Worte und nur mit Hilfe des Raumes ausdrücken und dabei eine Idee, einen Traum, ein inneres Bild, einen inneren Konflikt in die äußere Wirklichkeit bringen.
- **Antagonist:** Die Person, die als zweite mit ihrer Maske auftritt, sollte sich Zeit lassen – langsam Kontakt aufnehmen, denn der Protagonist kann vor ihm – den er nicht kennt – Angst haben. Der Antagonist entscheidet, ob er spielen will, was er spielen will und wie. Es geht immer darum, dem Protagonisten ein Spiel zu ermöglichen – als Mitspieler oder als Gegenspieler.

Wichtig: Die zweite Person sollte sich, bevor sie auf die Bühne geht, durch das Spiel der ersten angesprochen fühlen (z. B. Wut, Anteilnahme – Resonanz spüren).

- **Zum Spiel:** Es ist sehr wichtig, beim Spiel zentriert zu sein und trotzdem im Kontakt zu bleiben, Koexistenz auszuhalten. Beide Spieler entscheiden also jeweils, was sie zulassen wollen und was nicht – trotzdem brauchen sie sich gegenseitig, um ihr Vorhaben zum Ausdruck zu bringen. Das Maskenspiel ist ein »als ob«-Spiel – im Sinne eines Symbolisierungsvorganges.
  Die Person unter der Maske bleibt immer »unversehrt«.
  Beim Spiel geht es um die Verständigung ohne Sprache – es bedarf also überdeutlicher, vergrößerter Bewegungen und Gesten des Körpers. Die Stimme und das Atmen können aber zum Schreien, Fauchen usw. eingesetzt werden.

Die Bühnenwelt zeigt die individuelle, kollektive Vergangenheit ebenso wie die Gegenwart und Zukunft.

- **Zuschauer:** Im Zuschauerraum muss mindestens ein Zuschauer übrigbleiben, da erst im Anschauen Identität entsteht – in seiner Reaktion (Feedback) auf die Maskenfigur.
- **Rolle des Therapeuten bzw. der Leitung:** Mit Hilfe der Lichtanlage und durch Musik kann er bestimmte Atmosphären verdeutlichen, verstärken oder aber mit einer Maske in das Spiel auf der Bühne eingreifen.

Bearbeitungstechniken

Im Anschluss an das Spiel auf der Bühne findet eine ausführliche Besprechung statt, bei der die Spieler mit ihren Masken vor dem Bühnenraum sitzen. Dabei sollte unbedingt darauf geachtet werden, dass die Szenen nicht zerredet und den Gestaltungen der Masken keine vorschnellen Bedeutungen übergestülpt werden. Folgende Aspekte können dabei zum Tragen kommen:

- **Protagonist:** Befindlichkeiten beim Spiel? Was war wichtig? Welche Themen wurden prägnant? Was wurde gezeigt, was weggelassen? Was war angstbesetzt? Wie könnte das Spiel weitergehen?
- **Antagonist:** Resonanz auf das Spiel des Protagonisten? Befindlichkeiten beim Spiel? Welche Themen wurden deutlich? Wie könnte es weitergehen?
- **Zuschauer:** Innere Resonanz? Was wurde wahrgenommen? Was wurde prägnant?

Materialien

Bühnenaufbau (wichtig ist die klare Begrenzung zwischen dem Bühnen- und dem Zuschauerraum), Licht, Musik, Stoffe, Hüte usw. zum Verkleiden

Variation

Anstelle eines Antagonisten erscheinen nacheinander mehrere Antagonisten auf der Bühne.

Lit.: K. Sommer: Maskenspiel in Therapie und Pädagogik

Thema: »Schminkmasken«
Stichwort: Identitätsbildung

Anwendungsbereiche

Einzel- und Gruppenarbeit, Kinder-, Jugend- und Erwachsenenbildung, Klinik.

Ziele

Wahrnehmen und Verstehen des eigenen Gesichtes als Abbild von Lebensgeschichte, als Spiegel innerer Befindlichkeiten, Selbstwahrnehmung – Fremdwahrnehmung – Identitätsentwicklung.

Beschreibung / Instruktionen

Jeder wählt eine bequeme Position und betrachtet das eigene Gesicht im Spiegel. Alle dabei auftretenden Empfindungen, Gefühle, Bilder, Szenen werden im Anschluss an die Betrachtung in Form eines inneren Dialogs aufgeschrieben. Anschließend bilden sich Dreiergruppen. Zunächst liest einer aus der Gruppe seinen Text vor. Die Zuhörer beginnen dann gemeinsam (in stiller Absprache) das Gesicht des Protagonisten mit Theaterschminkfarben entsprechend ihrer Resonanz auf den Text zu bemalen. Danach wird gewechselt, sodass jeder einmal geschminkt werden kann. Diese Technik sollte nur dann angewendet werden, wenn zwischen den einzelnen Gruppenmitgliedern ein sehr vertrauensvolles Verhältnis besteht, da durch die direkte Bemalung des Gesichtes die Identifikation mit der Schminkmaske erheblich intensiviert wird. Anders als bei einer leicht abzunehmenden Maske ist diese eng mit dem Gesicht verbunden. Je nach Gruppen- bzw. Therapieprozess präsentieren sich die Teilnehmer nach einer Phase der Besprechung in der Kleingruppe mit ihrer Schminkmaske.

Bearbeitungstechniken

Jeder beschreibt im Anschluss in der Kleingruppe seine Empfindungen und Gefühle während des Arbeitsprozesses. Dabei sollten folgende Aspekte berücksichtigt werden: Wie erging es mir damit, geschminkt zu werden? Wie ist meine Resonanz auf die Maske? Fühle ich mich verstanden? Gibt es Bereiche, die mich besonders ansprechen, mir fremd oder unbehaglich sind, die ich abwaschen möchte oder die eine unerwartete positive Veränderung für mich bedeuten? Welche Resonanz hatte ich in Bezug auf den Text? Wie fühlte ich mich beim Gestalten? Wie empfinde ich das gemeinsam gestaltete Ergebnis? Im Anschluss an die Präsentation der Schminkmasken in der Gesamtgruppe geht es um dabei wahrgenommene Empfindungen und um ein Feed-back der Gruppenmitglieder.

Materialien

Theaterschminke, Spiegel, Papiere

Thema: »Meine äußere Hülle«
Stichwort: Selbstdarstellung

Anwendungsbereiche
Einzel- und Gruppenarbeit, Kinder-, Jugend- und Erwachsenenbildung, Klinik.

Ziele
Selbstwahrnehmung, Fremdwahrnehmung, Selbstdarstellung, Förderung der Entscheidungsfähigkeit in Bezug auf das, was ich von mir zeigen möchte und was eher nicht, der Kontaktfähigkeit, Ausdrucksfähigkeit.

Beschreibung / Instruktionen
Die Arbeit beginnt mit einer Einstimmung auf die Frage: Welche Eigenschaften, Einstellungen, Ideen, Empfindungen, Gefühle, Träume usw. möchte ich von mir zeigen, welche eher nicht? Anschließend gestaltet der Protagonist auf einem großen, weißen Tuch (Format: ca. 160 × 120 cm) mit Stofffarben die Aspekte von sich, die er gern nach außen zeigen möchte. Nach Fertigstellung der Bemalung verwendet er das Tuch im Sinne eines Umhangs und präsentiert sich damit. Je nach innerer Verfassung, Gestimmtheit entscheidet er, ob er die gesamte Arbeit oder einzelne Ausschnitte in Kombination mit der ungestalteten Innenseite zeigen möchte.

Bearbeitungstechniken
Gemeinsame Bearbeitung der Stoffgestaltung unter Berücksichtigung der damit verbundenen Gefühlsqualitäten, Bedeutungen, Wertigkeiten, Funktionen im Kontakt mit anderen, des Verhältnisses zwischen gezeigten und verborgenen Anteilen. Zur Weiterarbeit bietet sich evtl. die Gestaltung eines weiteren Tuches an, auf dem die verborgenen Anteile oder eine Kombination dargestellt sind. Bei Arbeiten in der Gruppe: Feed-back, möglicherweise in Form einer kleinen Inszenierung, bei der sich zwei oder drei Gruppenmitglieder mit ihren Stofftüchern im Bühnenraum präsentieren, begegnen, Kontakt aufnehmen. Es folgt ein auswertendes Gespräch in der Gruppe (s. auch »Spiel mit Masken«).

Materialien
Stoff (Format: 160 × 120 cm), Stofffarben, Malutensilien

Variation

Der Protagonist stellt auf einer Seite des Tuches (Format: 160 × 120 cm) die Aspekte von sich dar, die er gern zeigen möchte und auf der anderen Seite diejenigen, welche er eher verbergen möchte. Bei der Präsentation kann er beide Seiten auf unterschiedliche Weise kombinieren und so ihre Wirkungen erproben.

Thema: »Der Mensch im Fadenkreuz«
Stichwort: Netzwerkdarstellung

Anwendungsbereiche

Einzelarbeit, Jugend- und Erwachsenenbildung, Klinik.

Ziele

Bewusstwerdung über geistig-seelische Verankerung in Beziehungen, Aufklärung gegenwärtiger Beziehungseinflüsse.

Beschreibung / Instruktionen

Es sollen vier Menschen ausgewählt werden, die gegenwärtig das eigene Leben nachhaltig beeinflussen (weniger von außen als von innen, evtl. zwei aus der Ursprungsfamilie und zwei aus dem derzeitigen Beziehungsnetz, auch ein Tier kann vertreten sein). Vorbereitend wird auf dem Boden unter Verwendung von zwei Schnüren ein Kreuz gelegt. Die ausgewählten Personen sollen anschließend imaginativ durch Farben und Formen symbolisiert und einem der vier Endpunkte des Kreuzes zugeordnet werden. Danach geht es darum, sich in jede Person hineinzuversetzen (der Klient führt z. B. einen Dialog mit der jeweiligen Person und entwickelt eine bestimmte Haltung, Bewegung zu jeder Rolle, bis er ihre Eigenheiten und Unterschiede gut im Gespür hat). Anschließend sucht er den genauen seelischen Kreuzpunkt bzw. die psychologische Mitte, den für ihn energetisch am stärksten besetzten Platz innerhalb des Fadenkreuzes auf und nimmt eine passende Körperposition dazu ein (im Stehen, Sitzen, Liegen usw.). Dabei auftauchende Gefühle sollen wahrgenommen und verstärkt, Empfindungen und Gedanken genau formuliert werden. Je nach emotionaler und geistiger Verankerung im Schnittpunkt wird anschließend eine neue Form des Kontaktes mit jeder der vier Außenfiguren aufgenommen und verbalisiert.

Bearbeitungstechniken

Auswertungsgespräch unter Berücksichtigung von Prägnanzen: Mit welchen Einflüssen habe ich mich positiv/negativ identifiziert? Erscheint eine Neuorientierung sinnvoll/ zweckmäßig? Wie kann dies umgesetzt werden?

Materialien

Schnur

Variation

Vier gegenwärtige Lebenssituationen/-bereiche auswählen lassen, die nachhaltig in der einen (Druck/Stress) oder anderen (Lust, Sehnsucht) Weise das gegenwärtige Leben beeinflussen.

Lit.: P. Schellenbaum: Nimm deine Couch und geh!

Thema: »Das Gruppennetz«
Stichwort: Gruppenprozess

Anwendungsbereiche
Gruppenarbeit, Kinder-, Jugend- und Erwachsenenbildung, Klinik, Supervision.

Ziele
Analyse von Beziehungs- und Kommunikationsstrukturen in der Gruppe.

Beschreibung / Instruktionen
Die Teilnehmer sitzen im Stuhlkreis. In der Mitte befinden sich entsprechend ihrer Anzahl farbige, ca. 1,5 m lange Seile. Nach einer kurzen Einstimmung auf die eigene Position/Rolle in der Gruppe (z. B. Beziehungen, Einfluss, Beliebtheit) wählt sich jeder nach eigenem Farbempfinden ein Seil aus, findet eine stimmige Position und ordnet es entsprechend auf dem Boden in der Mitte des Stuhlkreises an. Dabei kann es zu gewünschten und/oder ungewünschten Überschneidungen, Verdichtungen, Wiederholungen der Anordnungen kommen.
Das Gruppennetz könnte auch auf einer ca. 3 × 3 m großen Fläche gestaltet werden.

Bearbeitungstechniken
Analyse der eigenen Farbwahl, Anordnung, Position in Bezug auf Einzelne bzw. die Gesamtgruppe. Gemeinsame Exploration von Gruppenthemen, Konflikten (wie z. B. Konkurrenz, Grenzüberschreitungen, Isolation).

Materialien
Farbige Seile (Länge ca. 150 cm) oder Stoffstreifen (Länge ca. 150 cm, Breite ca.15 cm) Kreiden zur Markierung der Bodenfläche, Papiere

Variation
Kontaktspiel zu zweit mit Seil (s. Lit. R. Neddermeyer. In: B. Hausmann, R. Neddermeyer: Bewegt sein. S. 328f).

Thema: »Das Nestspiel«
Stichwort: Gruppenkohäsion

Anwendungsbereiche

Einzel- und Gruppenarbeit, Kinder-, Jugend- und Erwachsenenbildung, Klinik.

Ziele

Kennenlernen und Verstehen von Sehnsüchten, Träumen, Sicherheitsbedürfnissen innerhalb einer Gruppe, Förderung der Gruppenkohäsion.

Beschreibung / Instruktionen

Jeder Gruppenteilnehmer (Gruppengröße ca. 6 Teilnehmer) gestaltet einen Ausschnitt des in der Mitte liegenden großen Blattes Papier, indem er mit Farben und Formen sein persönliches »Nest« darstellt, das den eigenen Vorstellungen, Empfindungen, Fantasien entspricht. Zusätzlich entwickelt jeder sechs Fragen und notiert sie am Rande der Gestaltung (z. B. Was würdest du mit einem Lottogewinn machen? Wonach sehnst du dich am meisten? usw.). Anschließend werden die Bilder und Fragen nummeriert und durch eine einzuzeichnende Linie verbunden. Zusätzlich wird ein Startplatz festgelegt. Die Gruppenmitglieder stellen ihre Spielfiguren (freie Wahl) dort auf und bewegen sich durch Würfeln wie bei einem Brettspiel von Nummer zu Nummer. Wer mit seiner Figur auf einer Frage stehenbleibt, muss sie beantworten.

Bearbeitungstechniken

Bei der anschließenden Besprechung in der Gruppe kann es um Resonanzen in Bezug auf angesprochene Themen, den Gruppenprozess, die dargestellten Nester und deren Bedeutung für den Einzelnen gehen.

Materialien

Großer Bogen Papier (Format ca. 100 × 120 cm), Mal- und Zeichenutensilien

Variation

Anfertigung eines Gemeinschaftsbildes auf einem großen Papierbogen. Jeder drückt seinen »Stempel« auf das Papier bzw. hinterlässt eine Spur. Die gegenwärtige Stimmung, Verfassung, Gefühlslage kann durch unterschiedliche Gestaltungsmöglichkeiten zum Ausdruck gebracht werden (z. B. durch mehrfaches Übermalen, Überkleben, Abdrucke, Hinterlassen von Farbspuren, Zerschneiden, Falten).

Thema: »Stoffgestalten«
Stichwort: Selbstwahrnehmung

Anwendungsbereiche
Gruppenarbeit, Kinder-, Jugend- und Erwachsenenbildung, Klinik, Supervision.

Ziele
Wahrnehmen und Zeigen eigener Stimmungen, Empfindungen zu Beginn einer Gruppensituation.

Beschreibung / Instruktionen
Diese Übung kann als Einstieg für eine Gruppenarbeit verwendet werden. In der Mitte der Sitzgruppe werden verschiedenfarbige Stoffe arrangiert. Nach einer kurzen Einstimmung auf eigene Befindlichkeiten, Stimmungen, auf mögliche Gefühle wählt sich jeder eine Stoffbahn aus und gestaltet den Stoff vor sich auf dem Boden. Farbigkeit und Arrangement sollen ein Ausdruck der eigenen Befindlichkeit, der Gefühlslage sein. Das Ergebnis wird anschließend der Gruppe vorgestellt.

Bearbeitungstechniken
»sharing«

Materialien
Auswahl einfarbiger Stoffbahnen z. B. aus Taft (ca. 100 × 20 cm)

Thema: »Symbol meiner Weiblichkeit / Männlichkeit«
Stichwort: Geschlechtsidentität

Anwendungsbereiche

Einzel- und Gruppenarbeit, Mädchen- bzw. Jungengruppen, Jugend- und Erwachsenenbildung, Klinik.

Ziele

Geschlechtsidentität fördern, Wahrnehmen und Verstehen von Kraftquellen, Ressourcen, leiblich-sinnlichen Empfindungen, von Tabus, Wertungen, Blockaden, Verletzungen, von Bedürfnissen, Hoffnungen, Perspektiven.

Beschreibung / Instruktionen

Die Arbeit beginnt mit einer individuell gestalteten Einstimmung auf gegenwärtige leiblich-sinnliche Empfindungen, Bedürfnisse, Fantasien, die mit dem Thema Weiblichkeit/ Männlichkeit zu tun haben. Im Verlauf dieser Einstimmung sucht sich der Protagonist ein Symbol, das seinem gegenwärtigen Gefühl, seiner Empfindung, einem Gedanken zum Thema in besonderer Weise entspricht.
Nach der Vorstellung des Symbols geht es in einem zweiten Schritt darum, einen Hinter- bzw. Untergrund für das Symbol zu gestalten. Dieser könnte die Funktion haben, die Aussage des Symbols zu verstärken, wichtige Bezüge zu verdeutlichen oder einen Schutzraum zu bieten. Die Materialien sind freigestellt.

Bearbeitungstechniken

Exploration des Symbols, des Gesamtwerkes, Einbeziehung der Verbindung zwischen Symbol und Hintergrund, des Bedeutungsgehalts. Denkbar wäre die Anwendung der Identifikations- oder Dialogtechnik (s. Kap. Arbeitshilfen).

Materialien

Mal- und Zeichenutensilien, Collagematerial, Papier, Pappen, Kartons, Naturmaterialien, Stoffe, Folien, Maschendraht, Gips, Holz, Sand, Nägel, Fundus von alltäglichen Gegenständen

Variationen

- Für Gruppen: Jeder schreibt ein persönliches Gedicht zu seinem Symbol und legt es anonymisiert in der Mitte des Stuhlkreises aus. Das Gedicht wird anschließend von einer anderen Person vorgelesen.
- Erstellung einer Collage (aus Illustriertenmaterial) zur geschlechtsspezifischen Rollenidentität. (Mit welchen Bildern kann ich mich als Frau oder Mann identifizieren? Welchen Bedeutungsgehalt haben sie für mich? Welche Ressourcen, Konflikte, Schwierigkeiten, Werte, Träume, Hoffnungen, Bedürfnisse kommen durch die Arbeit zum Ausdruck?)

Meine Erfahrung / Modifikation / Variation

Texte

Thema: »Mein Leben als Theaterstück«
Stichwort: Identitätsbildung

Anwendungsbereiche

Einzel- und Gruppenarbeit, Jugend- und Erwachsenenbildung, Klinik.

Ziele

Bewusstseinsbildung über persönliche Rollen, Handlungsmuster, das eigene Lebensskript.

Beschreibung / Instruktionen

Nach einer Zentrierung auf die innere Befindlichkeit/Verfassung wird der Protagonist aufgefordert, sich sein Leben als Theaterstück vorzustellen. Dabei könnten folgende Fragen bedeutsam sein: Welche Themen/Szenen tauchen in meinem Stück auf – wiederholen sich? Welche Personen kommen darin vor? Wer spielt die Hauptrollen und wer eher Nebenrollen? Wie sind ihre Beziehungen zueinander? Vor welchem Hintergrund, in welcher Atmosphäre spielen die Szenen? Welche wesentlichen Haupt- und Nebenschauplätze kommen im Stück vor? Gibt es Wendepunkte? Wie endet das Theaterstück? Wie könnte es weitergehen und wie heißt es? Im Anschluss an die Imagination entwickelt der Protagonist einen Text bzw. ein Skript zu aufgetauchten Szenen, inneren Bildern, Atmosphären, Rollen, Schauplätzen.

Bearbeitungstechniken

Vorlesen des Textes und gemeinsame Bearbeitung des Lebensskriptes bzw. einzelner Aspekte: Resonanzen, sich wiederholende Handlungsmuster, erkennbare Strukturen, Brüche im Kontinuum der Geschichte, Veränderungswünsche, Perspektiven. In Gruppen bietet sich für die tiefende Arbeit die Inszenierung und anschließende Auswertung einer Szene an.

Materialien

Papier und Schreibmaterial, eventuell Stoffe, Kostüme zum Verkleiden

Thema: »Freudebiografie«
Stichwort: Ressourcen, Stabilisierung

Anwendungsbereiche
Einzel- und Gruppenarbeit, Jugend- und Erwachsenenbildung, Klinik.

Ziele
Stabilisierung durch Kontaktaufnahme mit positiven Selbst- und Objektrepräsentanzen.

Beschreibung / Instruktionen
Imaginative Vergegenwärtigung von Lebensaugenblicken, in denen Glück, Freude, Zufriedenheit, Kraft, Selbstvertrauen und Kompetenz erlebt wurde (Kraftquellen). Freie Anleitung durch den Therapeuten. Danach Verschriftlichung.

Bearbeitungstechniken
Gespräch zur Verschriftlichung mit entwicklungsfördernden Fragen, z. B. »woraus beziehe ich gegenwärtig meine Energie, worauf bin ich besonders stolz, was verhilft mir heutzutage, mich selbst als sinnvolles Wesen zu erleben«? usw.

Materialien
Papier und Schreibmaterial

Lit.: Riedler-Singer R. Freudebiografie und entwicklungsförderndes Fragen. In: Fliegel S, Kämmerer A (Hrsg). Psychotherapeutische Schätze II, Tübingen: dgvt Verlag 2009, S. 73.

Thema: »Therapeutisches Vademecum«
Stichwort: Abschied, Ende einer Therapie

Anwendungsbereiche

Einzel-, Paar- und Gruppentherapie, Jugend-und Erwachsenenbildung, Klinik.

Ziele

Bewahrung und Sicherung wichtiger Erkenntnisse und Fortschritte aus der Therapie.

Beschreibung / Instruktionen

Der Patient wird gebeten, sein persönliches »Vademecum« (lat.: »Geh mit mir«) aufzuschreiben d. h., all das, was nicht vergessen werden sollte, alle hilfreichen Gedanken, gewonnenen Einsichten, Verhaltensweisen oder Gefühle, z. B. »was würde mir in einer zukünftigen, schwierigen Situation helfen, gut tun?« Tipps und Ratschläge an mich selbst, aber auch evtl. Ermahnungen, bestimmte »Fehler« nicht wieder zu machen.

Bearbeitungstechniken

Freies Gespräch mit Ergänzungen, Präzisierungen bzw. Modifizierungen, die sich daraus ergeben.
Text kann liebevoll unterlegt werden mit Bildern oder Symbolen, in Gedichtform.

Materialien

Papier und Schreibmaterial

Variationen

Gestaltung einer Tonplastik zur Bestandsaufnahme im Verlauf des Therapieprozesses. Dabei sollen folgende Aspekte zum Ausdruck gebracht werden:
- neue Erfahrungen in der Selbstwahrnehmung
- Loslassen von Verhaltensmustern, die nicht mehr benötigt werden
- Ziele
- Wünsche

Bei der Exploration geht es um die Gewichtung dieser Aspekte, um Vermeidung, Integration, Veränderung, Perspektive.

Lit.: Kapp F. Das Vademecum. In: Fliegel S, Kämmerer A (Hrsg). Psychotherapeutische Schätze I. Tübingen: dgvt Verlag 2009, S. 201.

Thema: »Ich im Text«
Stichwort: Identitätsbildung

Anwendungsbereiche

Einzel- und Gruppenarbeit, Jugend- und Erwachsenenbildung, Klinik.

Ziele

Vorstellen, sich bekannt machen in Gruppen, Verdeutlichung einer momentanen oder dauerhaften seelischen Verfassung durch »Verschriftlichung« und Textauslegung.

Beschreibung / Instruktionen

Nach einer Zentrierung auf die gegenwärtige Befindlichkeit und Lebenssituation wird jede Person aufgefordert, 10 Begriffe/Wörter aufzuschreiben, die ihr dazu einfallen. Im Anschluss schreibt jeder unter Verwendung der ausgewählten Begriffe/Wörter entweder ein Märchen, ein Gedicht oder eine Kurzgeschichte.

Bearbeitungstechniken

Gespräch zur »Verschriftlichung«: Was ist das für eine Geschichte (lustig, ernst, tragisch, sachlich, nüchtern, traurig usw.)? Wie beginnt die Geschichte und wie hört sie auf? Was spiegelt sich in dieser Geschichte von mir wieder? Wie gefällt mir dieser Text selbst? Bin ich mit dem Ausgang der Geschichte zufrieden?

Materialien

Papier und Schreibmaterial

Variationen

- Für Gruppen: aus dem Pool aller Wörter Cluster bilden und daraus in Kleingruppen Gemeinschaftstext verfassen, ein Trostgedicht bzw. einen stützenden Text für ein Gegenüber schreiben lassen.
- Text zum vorgegebenen Anfang »Ich sitze allein auf einer einsamen Insel. Die Wellen …« entwickeln lassen. (Auswertung: Was passiert, wie wird die Situation bewältigt?)

Thema: »Wie ich mit mir selbst spreche«
Stichwort: Innere Botschaften

Anwendungsbereiche

Einzel- und Gruppenarbeit, Jugend- und Erwachsenenbildung, Klinik.

Ziele

Wahrnehmen und Verstehen von Formeln, inneren Botschaften aus dem Lebensskript.

Beschreibung / Instruktionen

Es geht um »eingefleischte Sätze« bzw. innere Botschaften, die in positiver wie negativer Weise in uns wirksam sind, wie »das wird schon klappen« oder »ich bin einfach zu dumm« usw. Der Klient wird aufgefordert, in sich hineinzuhorchen und alle auftauchenden, immer wiederkehrenden, typischen Sätze, Botschaften, Sprachformeln aufzuschreiben.

Bearbeitungstechniken

Besprechung unter folgenden Gesichtspunkten: Auf welche Weise steuern diese Sätze das individuelle Alltagsleben? Mit welchen Gefühlen sind sie verbunden? Welche Erfahrungen usw. haben zur Entwicklung dieser Botschaften beigetragen? Wodurch könnten sie verändert werden? Wenn es sich anbietet, kann man einen dieser »eingefleischten« Sätze in ein Bild transformieren lassen und dieses zur Grundlage einer gemeinsamen Reflexion machen.

Materialien

Papier und Schreibmaterial

Variation

Lebensstilanalyse (nach A. Adler): Vervollständigung der vorgegebenen Satzanfänge: »Ich bin …« »Die anderen sind …« »Die Welt ist …« »Das Leben ist …, folglich …«

Thema: »Umgestaltung von Märchen«
Stichwort: Identitätsbildung

Anwendungsbereiche

Einzel- und Gruppenarbeit, Kinder-, Jugend- und Erwachsenenbildung, Klinik.

Ziele

Selbstwahrnehmung, Förderung der kreativen Potenziale, Aktivierung der Symbolisierungs- und Identifikationsfähigkeit.

Beschreibung / Instruktionen

- Eigene Fassung eines Lieblingsmärchens schreiben:
  Der Protagonist sucht sich ein Lieblingsmärchen aus, erspürt, was ihm an dem Märchen gefällt, was ihn besonders anspricht, interessiert, neugierig macht, was ihm in Bezug auf seine eigene Geschichte besonders vertraut ist, was eher fremd. Dabei bezieht er auch die Frage, wie das Märchen enden könnte, mit ein und schreibt eine eigene Version seines Lieblingsmärchens.
- Gestaltung eines Märchens aus der Sicht einer Person, eines Tieres, einer Pflanze oder eines Gegenstandes: Der Protagonist sucht sich am Beispiel des Froschkönigs einen Aspekt aus (die goldene Kugel, den Brunnen, den Frosch, die Königstochter usw.) und schreibt das Märchen aus dieser besonderen Sichtweise neu. Dabei sollten Empfindungen, Gefühle, Gedanken, innere Bilder, Wünsche, Normen, Äußerlichkeiten, Begegnungen usw. berücksichtigt werden.
- Fortsetzung eines Märchens:
  Als Vorgabe dient z. B. ein Ausschnitt des Märchens »Rumpelstilzchen«, der viel Spielraum für unterschiedliche Fortsetzungen lässt. Der Ausschnitt wird vorgelesen. Der Protagonist entwickelt das Märchen nach seinen eigenen Vorstellungen weiter und hält es schriftlich fest.

Bearbeitungstechniken

Die Märchen werden vorgelesen und mit Hilfe der Dialog- und/oder Identifikationstechnik gemeinsam bearbeitet. Zur Vertiefung könnten entsprechend des therapeutischen Prozesses folgende Techniken angewendet werden: Gestaltung eines Bildes zur Fokussierung bzw. Vergrößerung eines Aspektes. Entwicklung einer Szene, in der die Anwesenden z. B. die Rolle spielen, mit der sie sich identifiziert haben oder aber die eines Gegenspielers. Gestaltung und szenische Umsetzung eines Rollenspiels, in dem ein Spieler dem anderen eine Rolle zuweist.

Materialien

Märchenvorlagen, Mal- und Zeichenutensilien, Kostüme, Stoffe, Hüte usw.

Thema: »Naturmaterialien verdichten«
Stichwort: Identitätsbildung

Anwendungsbereiche

Einzel- und Gruppenarbeit, Kinder-, Jugend- und Erwachsenenbildung, Klinik.

Ziele

Selbstwahrnehmung, Förderung kreativer Potenziale, Aktivierung der Symbolisierungs- und Identifikationsfähigkeit.

Beschreibung / Instruktionen

Jeder erhält die Aufforderung, sich ein Objekt aus der Natur (Stein, Holz, Blatt usw.) auszuwählen und einen schriftlichen Dialog mit diesem zu führen.
In einem ersten Schritt geht es darum, all das aufzuschreiben, was jeder bei der Betrachtung des Gegenstandes wahrnimmt. Es folgt eine »Selbstdarstellung« aus der Sicht des Naturobjektes und in einem dritten Schritt reagiert der Protagonist und erzählt dem Gegenstand etwas von sich selbst. (Was nehme ich wahr, wenn ich den Gegenstand betrachte? Was erzählt er mir über sich? Was erzähle ich ihm von mir?)

Bearbeitungstechniken

Die Texte werden vorgelesen. Je nach therapeutischer Strategie kann der Text vertiefend weiter bearbeitet werden. Eine Möglichkeit bietet dabei die Bemalung der Gegenstände aus der inneren Resonanz heraus.
Denkbar wäre auch, dass die Objekte jedem in der Gruppe gezeigt bzw. zur Würdigung herumgereicht werden (im Sinne eines unterstützenden Rituals).

Materialien

Schreibutensilien, Objekte aus der Natur

Variation

Die Teilnehmer suchen sich drei Lieblingsgegenstände aus ihrem Leben oder ihrer Kindheit aus und beschreiben diese wie oben dargestellt.

Thema: »Die vier Elemente: Feuer, Wasser, Erde, Luft«
Stichwort: Identitätsbildung

Anwendungsbereiche

Einzel- und Gruppenarbeit, Kinder-, Jugend- und Erwachsenenbildung, Klinik.

Ziele

Selbstwahrnehmung, Förderung der Verbundenheit mit Naturelementen, der Symbolisierungsfähigkeit.

Beschreibung / Instruktionen

Nach einer Zentrierung und Einstimmung auf persönlich bedeutsame Merkmale der Elemente Feuer, Wasser, Erde und Luft soll zu jedem ein freier Text oder ein Gedicht verfasst werden. Es geht darum, Empfindungen, Gefühle, Gedanken, Bilder, Erinnerungen, Fantasien, die während der Einstimmung auftauchen bzw. die der Protagonist mit einzelnen Elementen verbindet, schriftlich zum Ausdruck zu bringen.

Bearbeitungstechniken

Vorlesen des Textes/Gedichtes (in der Gruppe Resonanz erfragen), u. a. Symbolik und persönlichen Stellenwert des jeweiligen Elements herausarbeiten. Möglichkeit für eine tiefende Weiterarbeit: gestalterische Fokussierung auf ein Element (z. B. durch die Gestaltung und spielerische Präsentation einer entsprechenden Maske, die Entwicklung eines Bildes bzw. einer Collage oder einer Installation im Freien).

Materialien

Papier und Schreibmaterial, Wasserfarben, Sand, Steine, durchsichtige Stoffe, Reste von Verbranntem, Temperafarben, Holzstäbe, Draht, Band, Ton, Kleister, Zeitungspapier, Gips, Pappe, Stoffe, Hüte usw. zum Verkleiden

Thema: »Rezeptive Arbeit mit Tarotkarten, Kunstpostkarten usw.«

Stichwort: Identitätsbildung

Anwendungsbereiche

Einzel- und Gruppenarbeit, Kinder-, Jugend- und Erwachsenenbildung, Klinik.

Ziele

Zugang zu eigenen gegenwärtigen Stimmungen, Gefühlen, Szenen, Atmosphären, Ressourcen.

Beschreibung / Instruktionen

Auslage eines entsprechenden Bilderpools zur Ansicht und zur Auswahl einer Karte/ Abbildung bzw. von zwei Karten/Abbildungen (positiv, negativ), wenn man mit Gegensätzen arbeiten will.

Bearbeitungstechniken

Beschreibung der jeweiligen Karte, Symbolik und subjektive Bedeutung herausarbeiten. Es kann auch durch eine anschließende Imagination, in der die jeweiligen Bedeutungsinhalte vorkommen, auf eine »Einverleibung« im Sinne von Integration und Ressourcenstärkung hingearbeitet werden.

Materialien

Verschiedene Kartensets, wie z. B. »Rider-Tarot«, »Karten der Kraft« (Krafttiere), Postkarten mit verschiedenen Motiven, Kunstbilder, Fotos usw.

Variation

Eine weitere Möglichkeit besteht darin, das Thema der Karte mit verschiedenen kreativen Materialien darstellen zu lassen: z. B. »Ich und dieses Thema in meiner Gegenwärtigkeit«, »Ich und dieses Thema in meiner Biografie«, »Ich und dieses Thema in der Zukunft« usw.

Meine Erfahrung / Modifikation / Variation

Arbeitshilfen

Gesichtspunkte / Leitfaden zur Besprechung der Exponate

Bei der Besprechung von Exponaten bzw. der Art und Weise, wie dies geschieht, sind neben Interventionsstrategien besonders das Alter und Sprachvermögen der Klienten zu berücksichtigen. So wird man an Kinder nicht alle hier angeführten Fragestellungen richten. Weiterhin ist ebenso zu berücksichtigen, dass nicht jedes Exponat vom Protagonisten besprochen werden will. Das ist zu respektieren, auch vor dem Hintergrund der Überlegung, dass jede Besprechung (Versprachlichung) etwas vom »geheimnisvollen Glanz« eines Exponates wegnimmt, es quasi seines Zaubers beraubt. Bei der kunsttherapeutischen Arbeit mit Kindern wird man häufig damit konfrontiert, dass sie (ausdrücklich) nicht über ihr Bild sprechen wollen. Es gehört grundsätzlich zur therapeutischen Haltung, dass kein Zwang ausgeübt wird (ethisches Prinzip der Autonomie). Desgleichen sind die ethischen Prinzipien der Nichtschädigung, der Fürsorge (Wohl des Patienten), der Gleichheit (Gerechtigkeit) und der Würde maßgeblich zu berücksichtigen.

Fragen zum Setting und zur Bearbeitung

- Äußere Bedingungen der Besprechung abklären
  - Klientel, Zeit, Räumlichkeiten …
  - Arbeitsprozess, z. B.: Wie ist es dir bei der Herstellung ergangen? (Umgang mit der Aufgabenstellung, der Wahl des Mediums, der Gestaltungsarbeit …)
- Bearbeitung des Exponates
  - Vorstellung der Gestaltung durch den Protagonisten
  - Verständnisfragen
  - Fragen zum Gesamtwerk, z. B.: Welcher Teil gefällt dir besonders? Wo schaust du gerne hin, wo weniger … warum? Wie könnte eine Geschichte zur Arbeit verlaufen? Titel des Werkes?
  - Bewusstwerdungsfragen, z. B.: Hat es etwas zu bedeuten, dass du gerade das so gemacht hast? – Identifikationstechnik: Ich bin …(z. B. ein Gegenstand, eine Farbe …) – Dialogtechnik: Wenn beide Teile miteinander sprechen könnten, was würden sie zueinander sagen? Was ergibt sich aus den Dialogsequenzen? (neue Aspekte? Integration/Neuorientierung?) Was wird prägnant?
  - Fragen zum Bedeutungsgehalt der Gestaltung (Idee, Form, Farbe, Linie, Anordnung, Komposition, Material, Symbolik usw.), z. B.: Welche Bedeutung erwächst aus der Reihenfolge des Gestalteten, der Emotionalität – Welcher Teil wurde am liebsten gemalt?
  - Fragen zum Wechsel der Perspektiven, z. B.: Wenn dieser Ausschnitt oder dieses Objekt ein Körperteil wäre, was könnte das am ehesten sein? Welches Element könnte für die Mutter, welches für den Vater stehen, welches für Geschwister (familientherapeutische Perspektive)? Wie bewertest du das?

  - Fragen zur Gesamtschau/Übersicht/zum Ganzen, z. B.: Wie wirkt das Werk? Was drückt es aus? Welche Botschaften werden durch die Gestaltung vermittelt? Für Gruppen, z. B.: Welche Assoziationen und Resonanzen werden bei den Anderen ausgelöst? Ergibt sich eine Prägnanz?
- Perspektiven unter den Gesichtspunkten der Ressourcen (der positiven Möglichkeiten) und der Selbstverwirklichung, z. B.: Was will ich? Wo will ich hin? Bin ich damit zufrieden bzw. womit bin ich unzufrieden? Was ist mir jetzt zusammenfassend deutlich (prägnant) geworden? Was war bekannt? Was ist neu? Welche Perspektive ergibt sich für meinen Alltag?
- Klärung der Beziehungsebene, z. B.: Wie ist es dir jetzt mit mir als Therapeut/Therapeutin ergangen?

Anmerkung zum Einsatz von Medien

Je nach Indikation bzw. Interventionsstrategie wird der Praktiker aus der Fülle des Medienangebotes unter Berücksichtigung ihrer spezifischen Eigenschaften und diagnostischen bzw. therapeutischen Qualitäten eine Auswahl treffen müssen – auch in Bezug auf ihre Kombinationsmöglichkeiten.

Eine Hilfe könnte dabei unter anderem die Unterscheidung der Medien in Bezug auf ihre Wertigkeit und ihren Aufforderungscharakter sein (H. Petzold, I. Orth [Hrsg.] Die neuen Kreativitätstherapien, S. 628). Da die jeweiligen Zuordnungen variabel sind, sollen sie hier nur als mögliche Anregungen verstanden werden: Geht es dem Praktiker bei seiner Arbeit z. B.

- um die Förderung der kommunikativen Valenz, so bietet sich die Arbeit mit Masken, Seilen, Bällen, Figuren, verschiedenen sozialen Rollen an;
- um die Förderung der expressiven Valenz, wäre der Einsatz von Farben, Ton sinnvoll.

Entsprechend ihres Aufforderungscharakters könnten im Umgang

- mit Ton, Fingerfarben, Masken das Archaische, der Ausdruck von starken Gefühlen, die Bereitschaft zur Regressivität,
- mit Buntstiften, Grafitstiften, Kreiden eine visuelle Konkretisierung von Ideen, von späteren Themen der Sozialisation, ein Bedürfnis nach Strukturierung und Differenzierung (bzw. die Aufforderung dazu) ermöglicht und unterstützt werden,
- mit Aquarellfarben, Materialien zum Collagieren/Montieren die Entstehung von Zufallsprodukten und damit Experimentierfreudigkeit und Gestaltungsbereitschaft,
- mit Texten, Gedichten der Prozess der Benennung, Verbalisierung

gefördert werden.

Zu berücksichtigen ist, dass der Einsatz von Medien bzw. die Art, wie ein Klient z. B. mit Farben umgeht (sie auswählt und verwendet), immer auch durch die Persönlichkeit, die Art der Schädigung und die Vorgaben und Begleitung des Therapeuten bzw. Pädagogen bestimmt wird.

Beobachtungskriterien zur Gestaltung

Die hier genannten Kriterien sind gedacht als fachliche Bezüge für den Kunsttherapeuten. Sie sollen die diagnostische Reflexion unterstützen und können auch als Dokumentationskriterien verwandt werden.

Kontext

Äußerer Rahmen der gestalterischen Arbeit: Räumlichkeiten, Arbeitsplatz (Wand, Tisch, Boden usw.), Aufgabe, Thema (selbstgewählt, vorgegeben), vorhandene Arbeitsmaterialen (vorgegeben, freie Auswahl), Zeitfaktor.

Arbeitsverhalten

- während des Arbeitsprozesses: wirkt zögerlich, gehemmt, ängstlich, leicht abgelenkt, unruhig, motiviert, desinteressiert, versunken,
- arbeitet mit vielen Unterbrechungen, mühsam, selbstständig, mit Leichtigkeit und Spontanität, lustvoll,
- beim Gestalten: neigt zu Übermalungen, arbeitet grob, sehr detailliert, ungenau, verschwenderisch, sparsam, unsicher bzw. sicher im Umgang mit Materialien, arbeitet z. B. von links nach rechts – von oben nach unten.

Subjektives Erleben des Gestalten

Gesamteindruck: Erstaunen, Zufriedenheit, Abwertung, Unsicherheit, Freude.

Zentrale Ergebnisse

- Was wurde thematisch dargestellt bzw. was wurde nicht dargestellt? Mit welchen gestalterischen Mitteln wurde dabei gearbeitet?
- Ressourcen: Welche Potenziale, Stärken sind erkennbar?
- Behandlungsbedürftigkeit: Welche Defizite, Blockaden, Störungen werden sichtbar?
- Perspektiven: Wie könnte z. B. eine Weiterentwicklung der Gestaltung aussehen? Welche Herausforderungen ergeben sich daraus? usw.

Thema / Bildidee

Bearbeitung eines zentralen Themas, Bearbeitung von Nebenaspekten? Originalität, Eigenständigkeit der künstlerischen Gestaltung?

Gestaltungsmittel

Plastische Gestaltungselemente:

- Körper: stereometrische, vegetative Formen,
- Gestaltung der Formen: z. B. kantig, rund, zufällig zusammengefügt, zerbröckelt, fließend, massiv, feingliedrig,

- Hohl- und Binnenräume: z. B. vielfältige Durchbohrungen, Aushöhlungen, Vertiefungen,
- Körper/Raumbeziehung: raumabweisend, raumoffen, raumgreifend,
- Masse: z. B. schwer, leicht,
- Oberfläche: z. B. glatt, rau, uneben, glänzend, strukturiert usw.,
- Bewegung: z. B. Gleichgewicht, Dynamik,
- Komposition, Gliederung: z. B. Symmetrien, Proportionen, Rhythmen, Kontraste.

Materialien: z. B. Ton, Stein, Draht, Gips, Metall, Naturmaterialien.

Bildnerische Gestaltungselemente:
- Farbe: Farbintensität, Farbenvielfalt, Farbmodulation, Farbkontraste, Farbduktus: Beschaffenheit der Farbe (dickflüssig, dünnflüssig usw.) Auftrag der Farbe z. B. mit Pinseln (zarte, kräftige Pinselstriche – lasierend, deckend, Nass in Nasstechnik usw.), Spachteln (z. B. dick aufgetragen, eingeritzt), Fingern, Schwämmen, Lappen, direkt aus der Tube, Farbroller, Quast,
- Formgebung (Proportionen, Details, Umriss- und Oberflächengestaltung, Licht/ Schattenbildung): z. B. mathematisch-geometrisch, amorph, figurativ, klar definierbar, verschwommen, zufällig, kompliziert, einfach, begrenzt,
- Linienführung: z. B. konzentriert, fahrig, kraftvoll, zart, locker, verkrampft, richtungsweisend, zufällig, zentrierend, sich überschneidend, Struktur gebend,
- Arrangement im Bildraum: Vordergrund/Hintergrund, Verhältnis von gestalteten bzw. ungestalteten Flächen, Perspektiven, Größenverhältnisse, Betonungen, Überschneidungen,
- Komposition: z. B. Schwerpunkte, Pole, Hauptlinien, Bewegungen, Kontraste in Bezug auf Farb- und Formgebung.

Materialien: z. B. Farben, Stifte, Kreiden, Papiere, Fotos, Druckvorlagen.

Darstellungsweise

z. B. expressiv, abstrakt, naturalistisch, realistisch, surreal.

Bedeutungen

Symbolik, Sinn: Farben, Formen, Materialien, Zahlen.

Die Gestaltungen bzw. entstehenden Formgebilde und Gestalten sind in Bezug auf ihren subjektiven Bedeutungsgehalt und Sinn nur vor dem Hintergrund ihrer vielfältigen Informationen zu verstehen, die es zu erfassen und zu bearbeiten gilt. Diese werden durch die individuelle Art der Wahrnehmung, Verarbeitung, entsprechende Erinnerungen, Wertungen eingebunden in biografische Bezüge, Lebenskontexte, -bedingungen und -geschichte und den begleitenden Handlungsrahmen bestimmt.

Die »Säulen der Identität« (H. Petzold)

I. Leiblichkeit: Gefühl für den Körper in seiner Ganzheitlichkeit/Leiblichkeit. Wie fühle ich mich in »meiner Haut«? Beziehung zum Körper/Leib? Gestalt/Aussehen des Körpers? Krankheit/Gesundheit (Empfindung, Wahrnehmung, Denken)? Was tue ich für meinen Körper (fit sein, fit fühlen)? Leistungsfähigkeit?
II. Soziales Feld: Reichhaltigkeit der Beziehungen (Quantität, Qualität, Homogenität, Heterogenität)? Soziales Netzwerk? Wer hilft mir bei einer Krise? Wer ist mir wohlgesonnen, wer steht mir feindselig gegenüber bzw. will mir schaden?
III. Arbeit und Leistung, Freizeit: Bezug zur Arbeit und Leistung (Arbeitszufriedenheit, Erfolg, Arbeitsbelastung, Leistungsansprüche, Gestaltungsbereiche)? Wie wird die berufliche Rolle und Leistung gesehen/wertgeschätzt, negativ beurteilt? Gestaltung des Freizeitbereichs?
IV. Materielle Situation: Nahrung, Kleidung, Wohnung, Geld, ökologischer Raum? Was habe ich an materieller Substanz und Sicherheit im Hintergrund? Fehlen materieller Sicherheiten?
V. Werte: Lebenssinn, Lebensziele, Ideale, Überzeugungen (religiöse, politische), persönliche Lebensphilosophie, individuelle Werteordung, Grundprinzipien der individuellen Lebensgestaltung?

Schritte der Körperzentrierung zur Arbeit mit Ton

- Aufmerksamkeit auf sich selbst richten:
  - Die Körpermitte wahrnehmen,
  - weiterspüren zum Becken und Unterleib,
  - zu beiden Beinen und Füßen,
  - zurück zur Körpermitte,
  - weiter zur Wirbelsäule (sie richtet den Körper und den Rücken auf),
  - zum Brustkorb, zur Atmung, zum Herzen und Herzschlag,
  - zu den Armen, Händen bis zu den Fingerspitzen,
  - zum Hals und den Halswirbeln (sie tragen den Kopf),
  - zum Kopf und den Sinnesorganen Augen, Nase, Ohren, Mund,
  - zurück zur Körpermitte und dann von innen nach außen zur Haut (sie ist Kontaktorgan und Grenze zugleich).
- Aus dem inneren Erleben heraus, Aufmerksamkeit auf den bevorstehenden Gestaltungsprozess richten.
  (Nimm all das, was du innerlich erlebt hast, und lasse es durch deine Hände im Ton Gestalt annehmen. Arbeite mit geschlossenen Augen, so lange, bis du fertig bist.)

Zur Durchführung von Fantasiereisen

Die Variationsbreite von Fantasiereisen erstreckt sich von frei gestalteten Imaginationen, die mit bestimmter Musik unterlegt sind (wobei die Art der Musik etwas Bestimmtes prädisponieren kann), bis zu stark gelenkten Visualisierungen mit der Aufforderung, die Instruktionen des Leiters innerlich nachzuvollziehen. Es bleibt dann lediglich die Möglichkeit einer inneren, subjektiven Ausgestaltung des jeweils Vorgegebenen.

Fantasiereisen sind keine Entspannungsverfahren im engeren Sinne, vielmehr wird die Entspannung hier als Grundlage dafür benutzt, dass sich darauf basierend die Fantasie entfalten kann.

Prinzipiell sollte vorbereitend auf Folgendes geachtet werden:

- Sorge für Ruhe, Ungestörtheit und genügend Zeit,
- Vorbereitung einer bequemen Lage (suche dir einen Platz, an dem du sicher und bequem liegen kannst) (evtl. für Unterlage sorgen),
- Einstimmung (bequeme Körperlage herstellen, Kontakt mit dem Boden aufnehmen, Augen schließen, ruhig atmen, Körperentspannung),
- persönliche Form der Ansprache.

Bei der Durchführung der Fantasiereise bzw. danach sollte berücksichtigt werden, dass eine solche Reise wie ein selbstbestimmter oder gelenkter Traum ist,

- jederzeit die Möglichkeit besteht – sofern während der Imagination etwas Störendes, Beängstigendes oder Unerfreuliches auftaucht – zu entscheiden, diesem standzuhalten, die Reise zu beenden oder sich etwas Angenehmes vorzustellen,
- während der Reise jede Form des Nachdenkens über sich selbst oder der gleichzeitigen Analyse vermieden werden sollte,
- eine Fantasiereise nur dann fruchtbar sein kann, wenn sie erlebt und wahrgenommen wird und wenn eine Aneignung des Erlebten – als Teil der Persönlichkeit – in der Gegenwart stattfindet,
- möglichst ein Gespräch mit einer vertrauten Person über das Erlebnis, insbesondere auch dann, wenn dabei etwas ganz Seltsames oder Absonderliches vorgekommen ist, geführt werden sollte,
- es wichtig ist, nach einer Fantasiereise wieder bewusst in das Hier und Jetzt und in die eigene Alltagsrealität zurückzukommen.

Fantasiereise durch den Körper

Lege dich ganz bequem auf den Boden und spüre, wie dein Atmen ganz ruhig durch den Körper fließt. Nimm wahr, wie sich deine Bauchdecke bei jedem Ein- und Ausatmen hebt und senkt.

Wenn du magst, dann stelle dir vor, dass du mit jedem Ausatmen ein wenig von der Spannung, die sich in deinem Körper befindet, an den Boden abgibst. Sei ganz unbesorgt, du kannst dein Gewicht an den Boden abgeben. Er trägt dich. Richte deine Aufmerksamkeit für einen Moment auf die Stellen deines Körpers, die den Boden berühren. Was spürst du? Wie fühlst du dich auf dem Boden? Angenehm – unangenehm? Leicht oder schwer? Warm oder kalt? Es gibt kein richtig oder falsch. Nimm deine Gefühle, Empfindungen so wahr, wie sie sind. Sie gehören zu dir.

Und wenn du magst, dann beginne nun mit einer Entdeckungsreise durch deinen Körper. Stell' dir vor, wie du in das Innere deines Körpers schlüpfst und ihn von innen heraus erlebst. Gehe dabei sehr liebevoll mit dir um. Schicke deine Aufmerksamkeit zunächst zu den Füßen. Wie fühlen sie sich von innen her an? Leicht – schwer, verdreht – verspannt, warm – kalt.

Gibt es Unterschiede zwischen deinem linken und deinem rechten Fuß? Vielleicht steigen Farben, Formen oder Bilder in dir auf ...

Wandere nun mit deiner Aufmerksamkeit weiter zu den Unterschenkeln und dann zu den Oberschenkeln. Nimm die Empfindungen, Bilder, Gefühle, die aus deinem Inneren kommen einfach nur wahr – ohne sie zu bewerten. Erkunde jede deiner Wahrnehmungen und lasse sie auf dich wirken. Gehe anschließend mit deiner Aufmerksamkeit zu deinem Becken- und Bauchbereich. Nimm jede Einzelheit so genau wie möglich wahr. Vielleicht spürst du Wärme, ein Wohlbehagen oder Wohlgefühl – vielleicht hast du aber auch unangenehme Empfindungen, spürst Kälte, Schmerzen, Druck, Steifheit. Verweile bei den Gefühlen, die dir angenehm sind, aber bleibe auch bei den Empfindungen, die du gern überspringen möchtest oder zur Seite schieben willst. Stelle fest, ob sie sich verändern, wenn du dich in sie hineinbegibst.

Richte nun nach und nach deine Aufmerksamkeit mit der gleichen Intensität auf weitere Stellen deines Körpers – nimm die Empfindungen in deinem Brustkorb, deinem Herzen, in den Schultern, den Armen und Händen sehr genau wahr, bis du schließlich zu deinem Kopf gelangst, Ich lasse dir jetzt ein wenig Zeit für die Reise durch deinen Körper. Wenn du jetzt noch einmal deinen Körper als Ganzes betrachtest, welche Empfindungen, Farben, Formen, Bilder tauchen dabei auf? Nimm auch wahr, wie die einzelnen Körperteile zueinander stehen. Vielleicht gibt es bestimmte Gewichtungen.

Verabschiede dich nun ganz langsam aus dem inneren Bereich deines Körpers. Nimm dabei die feste Grenze deines Körpers, die Haut, die das Innere mit der Außenwelt verbindet, sehr genau wahr. Erspüre deine äußere Form und kehre in deinem Tempo in den Raum zurück.

Wenn du so weit bist, nimm Farben und Materialien und gestalte dein Körperbild so, wie du es im Inneren deines Körpers erlebt hast. Beziehe dabei die Möglichkeiten der Symbolisierung mit ein.

Instruktionen zur Aufgabe »Gefühle in meinem Bauch«

- Platz im Raum suchen – sich hinlegen und langsam entspannen – den Atem ruhig durch den Körper fließen lassen – die Schwerkraft an den Boden abgeben
- Aufmerksamkeit auf das Innere des Körpers, zum Bauchbereich lenken (welches Verhältnis hast du zu deinem Bauch?)
- dem Bauchbereich als Raum der Gefühle/Empfindungen besondere Aufmerksamkeit schenken (was spielt sich im Inneren deines Bauches ab? Welche Gefühle/Empfindungen tauchen im Moment dort auf? Wie vertraut sind sie dir? Vielleicht hast du nur eine vage bzw. keine Vorstellung von ihnen. Vielleicht erlebst du dort aber auch widersprüchliche Gefühle/Empfindungen, innere Konflikte?)
- Vorstellung eines inneren Bildes entwickeln (wie sieht dein Bauchraum aus? In welchen Formen und Farben gestalten sich deine Gefühle/Empfindungen?)
- Kontakt zum Bauchbereich herstellen (wie sprechen dein Bauchraum, deine Gefühle/Empfindungen zu dir, was sagen sie dir …? Was antwortest du ihnen?)
- sich Zeit zum Nachspüren der inneren Gefühlswelt lassen
- Auswahl der Materialien um das Erlebte, die innere Vorstellung zum Ausdruck bringen zu können – sich anschließend auf einen Gestaltungsprozess einlassen.

Entspannung / Imagination zu »Innere und äußere Ressourcen« (teilgelenkte, themenzentrierte Imagination)

Lege dich bequem auf den Rücken, deine Arme an die Seite und die Handflächen nach unten. Rücke dich zurecht bis du eine Position gefunden hast, die sich gut anfühlt und in der du eine Weile ruhig liegen kannst … spanne nun alle deine Muskeln an, schneide mit deinem Gesicht eine Grimasse, balle die Hände zu Fäusten, spanne Arme, Beine und Bauch an und halte diese Spannung für eine Weile und fühle, wie hart und verspannt der ganze Körper sein kann. Und dann lasse wieder los, das Gesicht glättet sich, Hände, Arme und Beine entspannen sich. Spüre den Unterschied: der ganze Körper fühlt sich schon jetzt anders an, entspannter, dein Bauch wird vielleicht weicher. Du nimmst wahr, wie er sich mit deinem Atem hebt und senkt und wie der Atem ganz allmählich seinen eigenen Rhythmus findet. Nimm dir Zeit, deine Aufmerksamkeit von der Außenwelt zurückzuziehen und auf die Wahrnehmung deines Körpers zu lenken. Du bist ganz für dich, ganz bei dir selbst. Deine Aufmerksamkeit ist in dir versammelt … Erlaube dir, dem unbewussten Wissen deines Leibes zu folgen, dich zu entspannen, loszulassen und dabei tiefer zu sinken in diesen Zustand, der sich einfach gut anfühlt …

Ein Zustand, in dem dein Leib sein inneres Gleichgewicht findet … Ein Zustand, in dem du dich ganz deinem inneren Fluss hingeben kannst, dem Fluss von Gedanken, Gefühlen, Empfindungen und Wahrnehmungen aus deinem Leibe.

Gedanken sind wie die weißen Wölkchen am Sommerhimmel, die Sonne scheint darauf und sie vergehen ... Gefühle sind wie die Welle, die der Wind auf dem See erzeugt, sie kommen ans Ufer und zerrinnen ... Empfindungen sind wie das Gras, das sich unter dem Windhauch beugt, es richtet sich auf und schon ist es vorüber ... Wahrnehmungen kommen auf und vergehen, sie sind wie das Blatt, das sich vom Baume löst, herniedertaumelt, den Boden erreicht und es ist still.

Und während du dich so deinem inneren Erleben überlassen kannst und dich dabei einfach wohl fühlst, diesen Zustand genießt, während du ganz im Einklang mit dir bist, stelle dir vor, dass du in einen Spiegel schaust... Du schaust in den Spiegel, doch dort, in dem Spiegelbild, siehst du nicht dich selbst, du siehst dort all das auftauchen, sei es bildlich oder abstrakt, was du an positiven Kräften in dir hast und was dich im Leben weiterbringt, aber auch das, was dir aus deiner Vergangenheit und Gegenwart zur Verfügung steht, ... die geliebten Menschen aus deiner Kinder- und Jugendzeit, diejenigen, die dich jetzt unterstützen, seien es Partner, Familienangehörige, nahestehende Freunde, andere Personen ... oder aber bestimmte Gedanken oder Einstellungen, Haltungen, innere Überzeugungen, ... vielleicht auch Äußerliches wie Orte, Landschaften, aus denen du Kraft schöpfst oder noch anderes, ... was immer es sein mag. Lass es vor deinem inneren Auge in deinem Spiegel erscheinen und nimm es ganz in dich auf, erinnere dich und vergegenwärtige dir alles, woraus du Kraft, Hoffnung und Mut für deinen Alltag und für die Zukunft schöpfen kannst ... jetzt ...

Du hast nun einen Zauberspiegel in der Hand und alles, was du vorher vor deinem inneren Auge gesehen und was du erinnert hast, erscheint in diesem Zauberspiegel als eine Gestalt aus Farbe und Form, einem Bild, gegenständlich oder abstrakt, das all das Positive in dir und um dich herum symbolisiert ...

Und dieses Bild nimmst du mit dir. Und gleich, wenn du wieder ganz hier sein wirst, malst du dieses Bild für dich auf einem Blatt Papier ... Komme in deinem Tempo jetzt hierher zurück.

Entspannung / Imagination zu »Innerer Beistand«

Lege dich so auf den Boden, wie es für dich bequem ist, rücke dich noch einmal zurecht, schließe die Augen und nimm den Boden unter dir wahr ... Spüre deinen Atem, wie er ein- und ausfließt, so wie immer ... Konzentriere dich im Moment nur auf dich selbst ...

Wenn du ruhig geworden bist und dich entspannt fühlst, dann stelle dir vor, dass du auf eine kleine Fantasiereise gehst. Es ist ein schöner, klarer Tag im Sommer. Der Himmel über dir ist tiefblau. Du gehst um die Mittagszeit einen Weg entlang und kommst zu einer Wiese. Ein lauer Wind streicht deine Wangen. Vielleicht spürst du auch die Wärme der Sonne auf deiner Haut. Du betrachtest die

Wiese um dich herum, vielleicht ist sie gerade gemäht worden. Wenn du magst, dann stelle dir den würzigen Duft des Grases vor. Atme ihn in deiner Vorstellung ganz tief in dich ein. Nimm auch die Blumen und Schmetterlinge wahr …, das Gezwitscher der Vögel. Schaue dich nun nach einem Platz um, an dem du dich wohl fühlen kannst, und lasse dich dort nieder. Vielleicht bleibst du sitzen, vielleicht legst du dich aber auch hin, ganz so, wie es für dich bequem ist …

Während du dort verweilst, gesellt sich ein Tier zu dir, ein Tier, das es gut mit dir meint, das dir wohlgesonnen ist und zu dem du ein sehr freundschaftliches Verhältnis haben kannst. Ein Tier, das für dich ein »innerer Begleiter«, ein »innerer Beistand«, eine »Kraftquelle« sein kann … Schau' hin, wie es sich dir nähert, vielleicht etwas scheu oder vorsichtig, vielleicht freudig, oder ganz anders …

Wenn du soweit bist, dann empfange dein Tier, heiße es willkommen, nimm Kontakt zu ihm auf. Schau es dir dabei ganz genau an. Welche seiner Eigenschaften gefallen dir besonders? Was wünscht du dir von ihm? Wenn du magst, dann beginne in deiner Vorstellung ein Gespräch mit deinem Tier zu führen. Vielleicht möchtest du etwas über dieses Wesen wissen, vielleicht bittest du es auch um etwas. Wie reagiert es, was antwortet es dir? Vielleicht äußert es auch einen Wunsch. Wie geht eure Unterhaltung weiter … ?

Und wenn du spürst, dass der richtige Zeitpunkt gekommen ist, dann verabschiede dich von deinem »Krafttier«. Vielleicht triffst du auch eine Verabredung mit ihm …

Verabschiede dich nun in deinem Tempo von dem Platz auf der Wiese und komme hierher in den Raum zurück. Wenn du so weit bist, dann atme ganz bewusst dreimal tief ein und aus, öffne die Augen und recke und strecke dich.

Mantra-Visualisation

Lege dir Stifte und Papier zum Malen bereit und suche dir einen Platz im Raum, wo du dich bequem hinlegen kannst. Lege dich am besten auf den Rücken, die Beine nebeneinander, die Arme seitlich vom Körper oder lege beide Hände bequem auf deine Körpermitte, sodass du unter deinen Händen spüren kannst, wie sich dein Bauch mit deinem Atem hebt und senkt. Nimm dir Zeit, deine Aufmerksamkeit von der Außenwelt zurückzuziehen und lenke sie auf deinen Körper. Spüre, wie dein Atem ganz allmählich seinen eigenen Rhythmus findet … Lass dich begleiten von den Wellen der Atmung, die kommen und gehen in dem Rhythmus, den dein Körper von selbst entwickelt. Erlaube dir, dem unbewussten Wissen deines Leibes zu folgen, dich zu entspannen, loszulassen und dabei tiefer zu sinken in diesen Zustand, der sich einfach gut anfühlt … Ein Zustand, in dem dein Leib sein inneres Gleichgewicht findet … Ein Zustand, in dem du dich ganz deinem inneren Fluss hingeben kannst, dem Fluss von Gedanken, Gefühlen, Empfindungen und Wahrnehmungen aus deinem Leibe … Ein Zustand, in dem du dich einfach wohl fühlst, den du genießen kannst. Während du ganz im Einklang mit dir selbst bist, kannst du beginnen, dir vor deinem inneren Auge ein Bild vorzustellen, ein Bild, was immer es auch sein mag, mit dem du Ruhe und Einklang verbindest, Stärke, Zuversicht oder auch etwas anderes, ... ein Bild, das du gerne anschauen magst, das dich freier und gelöster sein lässt ... ein Bild, bei dem du ruhig verweilen kannst ... es kann gegenständlich oder abstrakt sein. Lass dieses Bild vor deinem inneren Auge erscheinen und tauche innerlich mit deiner ganzen Person darin ein, nimm es ganz in dich auf, geradezu so, als ob du dich selbst in dieses Bild verwandelst, du selbst dieses Bild bist ... jetzt ... Nimm dieses Bild und das damit verbundene Gefühl mit dir und komme in deiner Zeit hierher zurück. Wenn du wieder ganz hier sein wirst, dann male dieses Bild oder dieses Gefühl.

Imagination zum Thema »Trauminsel«

Suche dir einen Platz im Raum, lege dich hin und schließe deine Augen ... Achte nun darauf, wie dein Atem langsam durch deinen Körper fließt ... ein ... und aus ... Entspanne dich bei jedem Ein- und Ausatmen ein bisschen mehr. Sei ganz bei dir selbst ...

Stelle dir jetzt vor, es ist Abend, die Zeit, zu der du gewöhnlich schlafen gehst. Du legst dich ins Bett und bist am Einschlafen ... Dabei stellst du dir vor, dass du dich in der Fantasie auf deiner ganz privaten Trauminsel befindest ...

Stelle dir alles so genau wie möglich vor ... den Ort, an dem sich diese Insel befindet, die Landschaft und Pflanzenwelt, das Klima oder auch die Bebauung ... Vielleicht hast du auch Lust, auf deiner Insel umherzuwandern ... Welche Gerüche nimmst du dabei wahr? Wie sehen die Pflanzen aus, die dort wachsen? Welche Farben und Geräusche umgeben dich? Wie fühlst du dich auf deiner Wanderung? Begegnen dir unterwegs Menschen? Was tun sie auf dieser Insel? ... Vielleicht begegnest du auch einigen Tieren. Wie sehen sie aus, wie verhalten sie sich? Stelle dir auch vor, was du dort gern tun möchtest.

Ich lasse dir jetzt ein wenig Zeit für deine Fantasien.

Verabschiede dich nun ganz langsam von deiner Insel, schau sie dir noch einmal ganz genau an. Du kannst ganz sicher sein, dass du in deiner Fantasie jederzeit wieder hierher zurückkehren kannst, wann immer du willst ...

Komme nun in deinem Tempo wieder hierher in den Raum zurück, nimm ein Blatt Papier und Farben und stelle deine Trauminsel – mit allem, was dazugehört und für dich wichtig ist – malerisch dar.

Imagination (Einstimmung) zum Thema »drei Bäume«

Vertiefe dich einen Augenblick in die Vorstellung, wie du ganz privat bist, wie du also nicht öffentlich oder für jedermann sichtbar bist, sondern ganz für dich im Privaten, wie du lebst mit allem was dazugehört, was dich umgibt, was du tust und wie es dir dabei ergeht, lasse alles was kommt oder kommen mag vor deinem inneren Auge auftauchen… wie bist du … wie sind die anderen, die dich umgeben… wie ist die Welt, das Leben und wie könnte in deiner Vorstellung ein Baum, der deinen Privatbereich symbolisiert, aussehen? Welche Gestalt, Form, Farbe … ist ihm eigen? …

Und dann lenke deine Aufmerksamkeit auf dich und deine Arbeit, deine Arbeitssituation, deinen Arbeitsplatz und auf das, was du bei der Arbeit tust und wie es dir dabei ergeht, lasse auch da alles vor deinem inneren Auge auftauchen, was kommen will … wie verhältst du dich in deinem Beruf bei der Arbeit, wie sind deine Arbeitskollegen, wie sieht dein Berufsleben aus … und wie könnte in deiner Vorstellung ein Baum, der deinen Arbeitsbereich symbolisiert, aussehen? Welche Gestalt, Form, Farbe … ist ihm eigen? …

Und dann geh weiter mit deiner Aufmerksamkeit zu dem, was du dir wünscht, was du möglicherweise gerne haben möchtest, was dich anzieht, wo deine Wünsche und Bedürfnisse hingehen und lasse auch da alles aufsteigen vor deinem inneren Auge … ich möchte gerne … ich wünschte, ich wäre mit Menschen zusammen die …, ich wünschte, die Welt wäre, das Leben wäre … Stelle dir nun vor, wie ein Baum, der deine Wünsche symbolisiert, aussehen könnte. Welche Gestalt, Form, Farbe … ist ihm eigen? …

Imagination zum Thema »Spuren meiner Weiblichkeit«

Die nachfolgende Imagination wurde für eine Frauengruppe nach einer Vorlage aus dem Buch »Kreative Medien und die Suche nach Identität« von H. Nitsch-Berg und H. Kühn konzipiert, sie kann aber mit entsprechenden Veränderungen genauso gut in einer Männergruppe oder gemischten Gruppe angeboten werden.

Lege dich bequem auf den Boden und spüre, wie dein Atmen ganz ruhig durch den Körper fließt. Nimm wahr, wie sich deine Bauchdecke bei jedem Ein- und Ausatmen hebt und senkt. Stell dir vor, dass du dich mit jedem Ausatmen ein wenig tiefer entspannst.

Richte deine Aufmerksamkeit jetzt auf das Innere deines Körpers. Gibt es dort Bereiche, in denen du deine Weiblichkeit – dein Frau-Sein besonders spürst? Welche Gefühle oder Gedanken drängen sich dabei in den Vordergrund? Es gibt kein richtig oder falsch.

Lass dich jetzt auf eine Entdeckungsreise in deine Vergangenheit ein – eine Vergangenheit, in der du dich nach und nach zu der Frau entwickelt hast, die du heute verkörperst.

Wandere in deiner Vorstellung zunächst so weit zurück, bis du in der Kindheit angekommen bist. Vielleicht siehst du das kleine Mädchen vor dir, dass du einmal warst. Wie hast du damals ausgesehen? Wer waren deine Freunde? Welche Spiele haben dir besonders viel Freude gemacht? Wie hast du dich in deiner Rolle als Mädchen gefühlt?

Vielleicht erinnerst du dich auch daran, wie du als kleines Mädchen von deiner Mutter, deinem Vater, von Geschwistern oder einer engen Bezugsperson angeschaut wurdest. Wie waren ihre Blicke – liebevoll, anerkennend oder auch ablehnend? Gibt es Szenen, Bilder oder Atmosphären, die dazu in dir auftauchen? Wenn dir eine Atmosphäre oder Szene zu bedrohlich erscheint, dann wandere in deiner Fantasie zu Orten oder Menschen, die dir gut getan haben.

Wenn du magst, dann richte deine Aufmerksamkeit jetzt auf die Momente in deiner Kindheit, in denen du Körperkontakt erlebt hast. Lass dir ein wenig Zeit, um den damit verbundenen Erinnerungen nachzuspüren. Waren es zärtliche, kuschelige, schmusige oder aber auch peinliche, angstvolle, bedrohliche Momente? Wenn du merkst, dass eine Erinnerung zu schmerzlich für dich wird, dann kannst du mit deiner Aufmerksamkeit zu den Orten oder Menschen wandern, die dir damals Freude gemacht haben.

Halte jetzt die Szene, Atmosphäre, das Bild oder Gefühl fest, das sich aus deiner Kindheit in den Vordergrund drängt.

Mache nun einen Sprung in die Pubertät. Erinnere dich, wie sich dein Körper langsam veränderte – Schamhaare wuchsen, deine Brust entwickelte sich, deine Menstruation begann. Wie hast du dich in dieser Zeit in deinem Körper gefühlt? Wie hast du dich nach außen gezeigt? Betont weiblich oder hast du eher versucht dein Frau-Sein zu verbergen? Erinnere dich auch an deine Kontakte zu anderen Menschen. Wie hast du dich ihnen gegenüber verhalten? Selbstbewusst, tonangebend, aktiv, einfühlsam oder aber auch abweisend, zurückhaltend, unsicher? Wer hat dich in deinem Entwicklungsprozess unterstützt? Wer hat dir eher weh getan? Lass dir ein wenig Zeit, um deinen Erinnerungen aus der Pubertät nachspüren zu können. Welche Szenen, Bilder, Gefühle tauchen in dir auf? Wenn dir eine Atmosphäre oder Szene zu bedrohlich erscheint, dann wandere in deiner Fantasie zu Orten oder Menschen, die dir gut getan haben.

Halte jetzt die Szene, Atmosphäre, das Bild oder Gefühl fest, das sich aus deiner Pubertät in den Vordergrund drängt.

Wandere nun mit deiner Fantasie weiter und schau dir zu, wie du die Frau wurdest, die du heute bist. Wie hast du dich und deinen Körper in den Jahren des Erwachsenseins – im Kontakt mit vertrauten, geliebten Menschen – z. B. als Partnerin, Geliebte und Mutter erlebt und gefühlt, während einer Schwangerschaft oder danach, im aktiven Schaffensprozess oder im Verlauf des Älterwerdens.

Wer hat dich auf deinem Weg unterstützt – wer hat dir eher wehgetan?

Wie bist du mit deinen Bedürfnissen und Sehnsüchten umgegangen?

Nimm dir einen Moment Zeit und spüre deinen Erfahrungen nach – welche Bilder, Szenen, Atmosphären, und Gefühle tauchen in dir auf? Wenn eine Erinnerung zu schmerzhaft für dich ist, dann wandere in deiner Fantasie zu Orten und Menschen, die dir gut tun. Richte zum Schluss deine Aufmerksamkeit noch einmal auf die vergangenen Jahre deines Erwachsenenalters: Welche Szene, welches Bild drängt sich in den Vordergrund? Verabschiede dich nun langsam von deiner Reise in die Vergangenheit und komme zurück in die Gegenwart.

Suche drei für dich besonders prägnante Szenen, Bilder, Situationen – wenn möglich aus der Kindheit – Pubertät – Erwachsenenzeit, die stellvertretend für die Entwicklungsgeschichte deiner Weiblichkeit stehen und gestalte sie. Finde deine persönliche Art der bildnerischen Darstellung für die drei Szenen.

Imagination zum Lebenspanorama

Lege dich ganz bequem auf den Boden und schließe deine Augen. Nimm wahr, wie dein Atmen ganz ruhig durch den Körper fließt und wie sich deine Bauchdecke bei jedem Ein- und Ausatmen hebt und senkt. Spanne jetzt alle Muskeln gleichzeitig an und spüre dabei, wie dein Körper sich verhärtet und entspanne dich wieder. Vielleicht fühlst du einen Unterschied. Spanne jetzt noch einmal alle Muskeln kräftig an, halte die Anspannung und löse sie wieder.

Genieße den ruhigen Fluss deines Atems. Nimm dabei die Empfindungen, Gefühle, Regungen, Bilder, die im Moment in dir aufkommen, so wahr, wie sie sind, und lasse sie dann einfach an dir vorbeiziehen. Es gibt kein richtig oder falsch.

Wenn du magst, dann lasse jetzt deine gegenwärtige Lebenssituation für einen Augenblick vor deinem inneren Auge auftauchen: deine Beziehungen, deine Arbeits- und Freizeitsituation, deine Wohnsituation. Nimm die Empfindungen, Gefühle, Bilder, die dazu in dir lebendig werden, wahr – vielleicht sind sie angenehm, erfüllend oder eher schmerzhaft ... Gehe nun in deiner Vorstellung vom heutigen Tag an Jahr für Jahr in deine Vergangenheit zurück bis zu deiner Geburt. Schaue auf deiner Wanderung nach links und nach rechts, als wenn du dich in einer Landschaft befinden würdest. Lasse dabei die angenehmen, positiven, aber auch die schmerzlichen, schwierigen Lebenserfahrungen an dir vorbeiziehen. Richte deine Aufmerksamkeit besonders auf die Menschen, die dir auf deinem Weg begegnet sind, die dich begleitet haben, die dich auch weiterhin begleiten werden. Spüre, welchen Einfluss sie auf dich hatten – durch Worte, Berührungen, durch ihr Tun. Gibt es Gefühle, Bilder, Szenen, die dazu in dir auftauchen? Schaue sie dir an – vielleicht hast du positive, vielleicht aber auch belastende Erinnerungen in dir – vielleicht hast du dich mit ihnen zusammen geborgen oder aber auch verloren und allein gefühlt. Lasse dabei deine Gefühle, deine Empfindungen fließen, spüre die Regungen deines Körpers. Wenn dir etwas in deiner Vorstellung zu bedrohlich, zu schmerzhaft erscheint, dann gehe zu einem anderen Ort, an dem du dich wohl fühlst, verweile dort und wandere dann weiter zurück in deiner Geschichte. Richte deine Aufmerksamkeit dabei auch auf Situationen/Ereignisse/Phasen, die für dich besonders wichtig waren – wichtig, weil sie dich in positiver oder auch negativer Weise geprägt haben.

Gehe in deiner Fantasie – wenn möglich – bis zum Zeitpunkt deiner Geburt, bis zur Situation der Schwangerschaft, der Zeugung zurück. Vielleicht hast du etwas über diese Phase durch Erzählungen erfahren. Du hast jetzt Zeit, um deine Lebensstraße in deinem Tempo zurückwandern zu können.

Verabschiede dich nun langsam von deiner Wanderung in die Vergangenheit. Lasse dir Zeit und komme dann, wenn du so weit bist, in die Gegenwart und in diesem Raum zurück. Öffne die Augen und richte dich auf. Lasse dich durch die dir zur Verfügung stehenden Materialien zur Gestaltung deines Lebenspanoramas von der Geburt bis zum gegenwärtigen Zeitpunkt anregen.

Versuche all das, was du während deiner Rückbesinnung in Form von auftauchenden Gefühlen, Empfindungen, Bildern, Szenen, Atmosphären erlebt und erfahren hast und was du im Moment empfindest, mit Farben und Formen auszudrücken.

Fragen zum Lebenspanorama*

- Wenn du dir dein Bild jetzt anschaust – in welchem Teil könntest du dich wohl fühlen? Wodurch wird diese positive Empfindung ausgelöst?
- Wo begegnet dir in deinem Panorama etwas, was dir unangenehm ist, dich traurig macht, beeinträchtigt oder dir sehr fremd ist? Wie geht es dir im Moment damit?
- Gibt es in deinem Panorama wiederkehrende bzw. besonders wichtige Themen? Welche Rolle spielen diese Themen in deinem Lebensalltag?
- Welcher Teil in deinem Bild ist dir noch unklar? Gibt es ungestaltete Flächen? Was würdest du verändern, wenn du mehr darüber wüsstest?
- Wie könnte das Panorama weitergehen? Wenn du dir dein Lebenspanorama jetzt noch einmal abschließend anschaust, welcher Gesamteindruck, welche Qualität, Anmutung ergibt sich für dich daraus?
- Welchen Titel könntest du deinem Panorama geben?
- Welche positive Botschaft enthält dein Lebenspanorama?

* Die nachfolgend aufgeführten Fragen zu einzelnen kunsttherapeutischen Praktiken dienen lediglich dazu, dem Praktiker einige mögliche Anregungen für die Besprechung eines Exponates zu geben.

Fragen zum »body-chart«

- Worum ging es dir beim Gestalten deines »body-charts«?
- Lasse die Arbeit für einen Moment auf dich wirken. Welche Empfindungen tauchen in dir auf, wenn du dir dein Körperbild in seiner Gesamtheit anschaust? Berücksichtige dabei auch die verwendeten Farben, Formen, Symbole und Materialien.
- Zu welchen Bereichen in deinem »body-chart« fühlst du dich auf positive Weise hingezogen? Wie geht es dir damit, dort für einen Moment zu verweilen? Welche Gefühle, Empfindungen, Gedanken tauchen dabei in dir auf?
- Gibt es Stellen in deinem Körperbild, die ein Unbehagen, vielleicht auch Unsicherheit in dir auslösen – die dir unangenehm sind oder die du am liebsten gar nicht anschauen möchtest? Womit bringst du sie in Verbindung?
- Welche Bereiche in deiner Arbeit sind dir noch unklar oder ungestaltet?
- Schaue dir deine Darstellung abschließend noch einmal in ihrer Gesamtheit an. Gibt es Schwerpunkte, Gewichtungen in deinem Körperbild? Welche Empfindungen, Gefühle, Gedanken lösen sie in dir aus?
- In welche Richtung würdest du dein Körperbild gern weiterentwickeln?

Fragen zur Tonplastik

- Wie ist es dir bei der Gestaltung mit dem Material Ton ergangen?
- Gab es während des Arbeitens z. B. Gefühle, Stimmungen, innere Bilder, Gedanken, mit denen du in Kontakt gekommen bist? Wie hast du sie erlebt?
- Welches sind für dich die wichtigsten Aspekte deiner inneren Resonanz in Bezug auf die Gestaltung, die du kurz nach der Arbeit aufgeschrieben hast? Welche Gefühle, Empfindungen, Gedanken verbinden sich für dich z. B. mit der Form, der Oberfläche, der Komposition und ihrer Wirkung?
- Wenn du dir jetzt noch einmal deine Arbeit anschaust, was begegnet dir durch deine Plastik? Zu welcher Partie fühlst du dich hingezogen? Welche ist dir eher fremd, noch unklar? Womit bringst du das in Verbindung?
- Angenommen, deine Plastik könnte sprechen, was würde sie dir sagen? Wie würde sie auf deine Resonanz reagieren? Wie geht es dir damit, ihre Reaktion zu hören? Wenn du magst, dann antworte ihr entsprechend.
- Wenn du dir vergegenwärtigst, dass du der Schöpfer dieser Gestalt bist, was kannst du durch sie über dich erfahren? (Beziehe dabei auch den Symbolgehalt mit ein.)
- Betrachte die Plastik noch einmal abschließend in ihrer Gesamtheit: Wie könnte sie sich weiterentwickeln, wenn ein Bedürfnis danach bestehen würde?

Fragen zur Textbearbeitung

- Wie ist es zu dem Text gekommen? Wie ist es dir beim Schreiben ergangen? Gab es z. B. vorherrschende Gefühle, Gedanken?
- Was ist das für ein Text (Gedicht, Märchen, Kurzgeschichte, Humoreske, Tragödie, Krimi usw.)?
- Welche Atmosphäre steckt im Text (traurig, lustig, skurril, ernst usw.)?
- Wie beginnt der Text und wie hört er auf (erster und letzter Satz)?
- Wer ist oder könnte der Adressat dieses Textes sein (Beziehungsaspekt)?
- Was erwächst aus der Gesamtschau/Besprechung für dich als Aussage/Herausforderung an dich?

Berichterstattung zur kunsttherapeutischen Praxis in Institutionen

In der Gesundheitsversorgung tätige Kunsttherapeuten (z. B. in Kliniken, Pädiatrischen Zentren usw.) stehen i.d.R. vor der Anforderung, über ihre Behandlungspraxis eine entsprechende Berichterstattung abgeben zu müssen.

Insoweit es sich um eine Dokumentation für den internen Gebrauch (Patientenakte) handelt, verweisen wir neben den unten aufgeführten Aspekten unter anderem auch auf die oben beschriebenen Beobachtungskriterien zur Gestaltung.

Handelt es sich um einen Bericht an Auftraggeber, wie z. B. überweisende Ärzte oder Krankenkassen, sollte unter Wahrung des Patientenschutzes/Vertrauensschutzes zu nachfolgenden Aspekten eine Berichterstattung erfolgen:

- Anlass/Grund der Behandlung
  (Neben dem Anlass/Grund sollten hier die Ziele der Behandlung benannt werden).
- Anamnese
  (Schilderung des biografischen Hintergrundes und des Werdegangs, Eltern/Familie, Geschwister, Schule usw.).
- Befunde
  (Unter anderem phänomenologischer Eindruck, d. h. Aspekte der äußeren Erscheinung, der Stimmungslage, Verhaltensaspekte inkl. sprachlicher bzw. gestalterischer Äußerungen, d. h., wie stellt sich der Patient dar, wie wirkt er, wie gestaltet er die Beziehung zum Therapeuten bzw. zu Mitpatienten in der Gruppe, wie drückt er sich visuell aus usw.).
- Eingesetzte Techniken
  (Was ist an Techniken zur Anwendung gekommen,z. B. Malen, Zeichnen, Collagieren, Plastizieren, Textarbeit, Imagination, Bewegung, Rollenspiel, Maskenarbeit usw.).
- Verlauf
  Wie gestaltet sich die Zusammenarbeit (Compliance)? Was lässt sich zur Motivation sagen (z. B. regelmäßiges Erscheinen)? Traten zwischenzeitlich Probleme

auf, welche? Sind Verbesserungen/Fortschritte festzustellen, konnten Ressourcen gestärkt werden? Wie ist der Stand der Entwicklung?

- Prognose
  Abschließend sollte eine Aussage z. B. zu einer weiteren Behandlungsnotwendigkeit gemacht werden, zum Zeitfenster, d.h. voraussichtlich notwendige Dauer der Weiterbehandlung bzw. Empfehlung für weitere therapeutische Maßnahmen.

Vertragliche Vereinbarungen

Zwischen dem Auftraggeber: … (Name, Anschrift des Klienten)
Und dem Auftragnehmer: … (Name, Anschrift des Kunsttherapeuten)

- Die von dem Kunsttherapeuten (Auftragnehmer) erbrachte Leistung besteht in der Durchführung kunst-(gestaltungs-)therapeutischer Einzel- oder Gruppensitzungen. Er verpflichtet sich zu einer fachgerechten Erbringung der Leistung (entsprechend den Standards des Berufsverbandes).
- Der Kunsttherapeut gewährt Vertrauensschutz (Schweigepflicht) in Bezug auf alles, was die Inhalte der Behandlungseinheiten betrifft. Der Auftraggeber gibt sein Einverständnis, dass der Kunsttherapeut seine Tätigkeit gegebenenfalls in einer (Kontroll-)Supervision überprüft. Dies würde in anonymisierter Form geschehen und allein dem Ziel dienen, die Behandlungsleistung für die Kunsttherapie zu optimieren.
- Das Honorar beträgt … Euro pro … Minuten. Falls außergewöhnliche Materialkosten anfallen, so gilt, dass diese nur in vorheriger Absprache und mit ausdrücklicher Zustimmung durch den Auftraggeber in Rechnung gestellt werden.
- Eine Beendigung der Vereinbarung ist jederzeit möglich, verpflichtet aber zu mindestens einer Sitzung, in der beide Seiten den bisherigen Prozess reflektieren.
- Termine, die vom Auftraggeber später als … (24) Stunden vor Beginn des Termins abgesagt werden, werden als Ausfallhonorar (voll/zur Hälfte) des vereinbarten Honorars berechnet. Der Auftragnehmer stellt in Aussicht, das Ausfallhonorar zu reduzieren, wenn die Gründe des Terminausfalls es rechtfertigen. Davon unabhängig sollen Terminverschiebungen nur aus außerordentlichen und wichtigen Gründen vorgenommen und so früh wie möglich vereinbart werden.
- Terminabsagen durch den Kunsttherapeuten verpflichten diesen, unverzüglich einen Ersatztermin zum nächstmöglichen Zeitpunkt anzubieten.

Ort, Datum (Auftraggeber) (Auftragnehmer)

Meine Erfahrung / Modifikation / Variation

Literaturverzeichnis

Baukus P, Thies J. Kunsttherapie. 2. Aufl. München: Urban & Fischer Verlag 1997

Berne E. Spiele der Erwachsenen. Reinbek: Rowohlt 1967 (rororo Taschenbuch 16735)

Böhme Ch. Bild.Box-Bion und die Schachtel. Kunst & Therapie 2003; 3: 31–38

Czerny M. Einführung in die Bildbetrachtung. Verlag Deutscher Arbeitskreis Gestaltungstherapie 1989

Dannecker K. Kunst, Symbol und Seele. Frankfurt/M.: Peter Lang 1996

Daszkowski A. Alles unter einem Dach. Die integrative Funktion der Kunsttherapie in der stationären Borderline-Behandlung. Unveröff. Abschlussarbeit Kunsttherapie am Hamburger Institut für Gestaltorientierte Weiterbildung (HIGW) 2004

Deuser G. Geführtes Zeichnen. In: Aktuelle Tendenzen in der Kunsttherapie. Baukus P, Thies G (Hrsg). Frankfurt/M.: Fischer 1993

Fliegel S, Kämmerer A (Hg) Psychotherapeutische Schätze I+II, dgvt Verlag, Tübingen 2009

Franssen J. Landschaft der Erinnerungen. Kunst und Therapie – Zeitschrift der Praxis künstlerischer Therapien 1998; 1/2: 47–64

Franzke E. Der Mensch und sein Gestaltungserleben. Bern: Huber 1977 (2. Aufl. 1983)

Furth G. M. Heilen durch Malen. Olten: Walter-Verlag 1997

Grätz E. Zeichnen aus dem Unbewussten. Stuttgart: Hippokrates 1982

Grawe K, Donati R, Bernauer F. Psychotherapie im Wandel. Von der Konfession zur Profession. Göttingen: Hogrefe 1994

Grawe K. Neuropsychotherapie. Göttingen: Hogrefe 2004

Grawe K. (Wie) kann Psychotherapie durch empirische Validierung wirksamer werden? Psychotherapeutenjournal I 2005, 8.

Hausmann B, Neddermeyer R. Bewegt sein. Paderborn: Junfermann 1996

Hippius M. Transzendenz als Erfahrung. Weilheim 1966

Jacobi J. Vom Bilderreich der Seele. Olten: Walter-Verlag 1981

Jung CG. Der Mensch und seine Symbole. Olten: Walter-Verlag 1979

Kapp F. Das Vademecum. In: Fliegel S, Kämmerer A (Hrsg). Psychotherapeutische Schätze I. Tübingen:dgvt Verlag 2009; S. 201.

Knill PJ. Ausdruckstherapie. Ohlsen 1979

Kurz H (Hrsg). Gestaltungstherapie Almanach 86. Deutscher Arbeitskreis Gestaltungstherapie Verlag 1988

Landgarten HB. Klinische Kunsttherapie. Karlsruhe: Gerardi-Verlag 1990

Leuner H. Katathymes Bilderleben, Grundstufe. Stuttgart: Thieme 1981

Leutkart Ch, Wirtensohn-Baader (Hrsg). Kunsttherapie aus der Praxis für die Praxis. Dortmund: Verlag modernes Lernen 2003

Luthe W. Creativity Mobilisation Technique. New York 1976

Madelung E, Innecken B. Im Bilde sein. Heidelberg: Carl-Auer-Systeme Verlag 2003

Maschwitz, G. und R. Aus der Mitte malen – heilsame Mandalas. München: Kösel 1996

Mees-Christeller E. Kunsttherapie in der Praxis. Stuttgart: Urachhaus 1988

Nitsch-Berg H, Kühn H. Kreative Medien und die Suche nach Identität. Bd. I und II. Köln: Ed. Humanistische Psychologie 2000

Oaklander V. Gestalttherapie mit Kindern und Jugendlichen. 11. Aufl. Stuttgart: Klett-Cotta 1999

Orth I. Unterbewußtes in der therapeutischen Arbeit mit künstlerischen Methoden, kreativen Medien. In: Integrative Therapie 4/1994

Oster GD, Gould P. Zeichnen in Diagnostik und Therapie. Paderborn: Junfermann 1999

Petzold H. Integrative fokale Kurzzeittherapie (IFK) und Fokaldiagnostik. Prinzipien, Methoden, Techniken. In: Integration und Kreation. Paderborn: Junfermann 1993

Petzold H. Integrative Therapie. 3 Bde. Paderborn: Junfermann 2000

Petzold H, Orth I (Hrsg). Die neuen Kreativitätstherapien, Bd. 1–2. Paderborn: Junfermann 1991

Petzold H, Orth I. Kreative Persönlichkeitsdiagnostik durch »mediengestützte Techniken« in der Integrativen Therapie und Beratung. In: Integrative Therapie 4/1994
Petzold H, Orth I. Körperbilder in der Integrativen Therapie. In: Integrative Therapie 1– 2/1991
Petzold H, Sieper J. Therapietagebücher, Lebenspanorama, Gesundheits-/Krankheitspanorama als Instrumente der Symbolisierung und karrierebezogenen Arbeit in der Integrativen Therapie. In: Integration und Kreation. Paderborn: Junfermann 1993
Riedel I. Maltherapie. Stuttgart: Kreuz Verlag 1992 (2. Aufl. 1997)
Riedel I, Henzler Ch. Malen in der Gruppe. Kreuz Verlag 2008
Riedler-Singer R. Freudebiografie und entwicklungsförderndes Fragen. In: Fliegel S, Kämmerer A (Hrsg). Psychotherapeutische Schätze II, Tübingen: dgvt Verlag 2009, S. 73
Schellenbaum P. Nimm deine Couch und geh! München: Kösel 1992 (dtv-Taschenbuch 35081)
Schmeer G. Krisen auf dem Lebensweg. Psychoanalytisch-systemische Kunsttherapie. Stuttgart: Klett-Cotta 1994
Schmeer G. Kunsttherapie in der Gruppe. Stuttgart: Pfeiffer bei Klett-Cotta 2003
Schmeer G. Heilende Bäume. Baumbilder in der psychotherapeutischen Praxis. Stuttgart: Pfeiffer 1990
Schottenloher G. Kunst- und Gestaltungstherapie. München: Kösel 1992 (5. Aufl. 2000)
Schottenloher G, Schnell H (Hrsg). Wenn Worte fehlen, sprechen Bilder, Bd. 1–3. München: Kösel 1994
Schuster M. Kunsttherapie. Köln: DuMont TB 182, 1986
Snunit M, Golomb N. Der Seelenvogel. Hamburg: Carlsen 2000
Sommer K. Maskenspiel in Therapie und Pädagogik. Paderborn: Junfermann 1992
Steinbauer M, Taucher J. Integrative Maltherapie. Wien, New York: Springer 1997
Tomalin E, Schauwecker P. Interaktionelle Kunst- und Gestaltungstherapie in der Gruppe. In: Beiträge zur Kunsttherapie, Bd. IV. Rech PW (Hrsg). Köln: Claus Richter Verlag 1993
Tretter F, Bender W (Hrsg). Kunsttherapie in der Psychiatrie. Köln: Claus Richter Verlag 1997
Vom Scheidt J. Kreatives Schreiben. Frankfurt/M.: Fischer TB 11950

Sachverzeichnis

Sachverzeichnis

Sachverzeichnis

N

P

R

S

T

V

W

Z